全国名中医邱健行作序推荐

周达君 编著

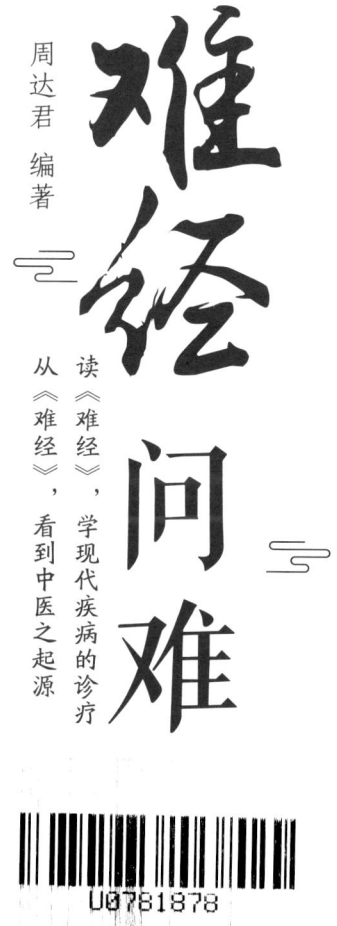

难经问难

读《难经》，学现代疾病的诊疗

从《难经》，看到中医之起源

SPM
南方传媒

广东科技出版社
全国优秀出版社
· 广 州 ·

图书在版编目（CIP）数据

难经问难 / 周达君编著. —广州：广东科技出版社，2025.3
ISBN 978-7-5359-8201-8

Ⅰ.①难…　Ⅱ.①周…　Ⅲ.①《难经》—研究　Ⅳ.①R221.9

中国国家版本馆CIP数据核字（2024）第002687号

难经问难
Nanjing Wennan

出 版 人：严奉强
责任编辑：邹　荣
责任校对：李云柯
责任印制：彭海波
出版发行：广东科技出版社
　　　　　（广州市环市东路水荫路11号　邮政编码：510075）
销售热线：020-37607413
https://www.gdstp.com.cn
E-mail：gdkjbw@nfcb.com.cn
经　　销：广东新华发行集团股份有限公司
排　　版：创溢文化
印　　刷：广州一龙印刷有限公司
　　　　　（广州市增城区荔新九路43号1幢自编101房　邮政编码：511340）
规　　格：889 mm×1 194 mm　1/32　印张8.25　字数240千
版　　次：2025年3月第1版
　　　　　2025年3月第1次印刷
定　　价：39.80元

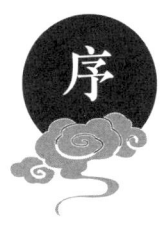

序

　　《黄帝内经八十一难》（简称《难经》）是中医学理论名著之一。但长期以来它的光芒被《黄帝内经》所掩盖，没有得到足够的重视。从文体上看《黄帝内经》类似于散文，内容繁多，各篇文章的内容却各有重点，内容博大，却缺少核心的主题。《难经》虽有"八十一难"之多，但却是从诊断、生理、病理、临床治疗等方面，次第展开，条理清晰，最终形成了具有完整理论认识的整体。与《黄帝内经》《伤寒论》相比，中医历史上对《难经》的注释较少，但其实《难经》对中医基础理论的形成与发展至关重要。

　　据考证，《难经》可能是课徒之作，内容比较贴近临床实践。但理论构架不够宏大，缺少足够的扩展空间。当下，我们有了解剖、生理、病理等新的医学知识。从这个角度回看《难经》的这一特点，我们会惊诧于古代医家对临床现象观察之细致，以及理论推理逻辑之严密。从现代医生的角度去观察《难经》，一定是一件很有趣，很有创造力，当然也是很有难度的事情！

　　周达君医生，出生于中医世家，既有了民间中医的传承，也经过了中医药大学正规的中医学教育，从大学毕业至今，已有三十余年的临床工作经验。他具有扎实的理论基础与丰富的临床实践经验，临床之时常常针药并用，这给他理解与阐释《难经》提供了良好的条件。难能可贵的是，他能够静下心来，花费近二十年的时间，最终完成了这本著作。《难经问难》这本书，并不是简单地对《难经》原文作出随文附义式的解释，而是以现代医学的知识为背景，从传统中医的视角，回望中医形成期，去理解当时那些前辈们，认识医学、理解生命的过程。本书采用了反复"诘难"的形式，来展开作者的思考，通过了层层递进的思考，来揭示了古人建立中医理论时的认识模式。

　　周达君曾言：我们是一代站在十字路口的中医人。既要面对现代科学知识的快速发展，又要回望来时的路，才能真正成为既面向未来，又面向现代化的传统中医。对于他的这个认识，我深以为然。这种认识也是作者写这本著作的初心。人类社会已经从互联网时代，走向AI智能时代，在这个时候，理解中医的认识模式，理解生命的运转规律，才能够立足传统中医，紧跟这个日新月异的时代脚步。我觉得这本著作的出版恰逢其时，也希望读者们通过认识这本著作，坚定学习传统医学的初心，在阅读中有所见、有所得。

邱健行

2024.11

全国名中医

博士生导师

前言

怎样读《难经》

《难经》是一本什么样的书？

《难经》是一本在中医历史上被大大低估了的书。

我们知道，《难经》于东汉时期成书，如果将这本书与成书于同一时期的《黄帝内经》《伤寒论》相比，为《难经》作注解的前人数量，明显比另外两本书少得多。与《黄帝内经》的注本汗牛充栋不同，历代注释、发挥《难经》者不过50余家。

《难经》的体例是问难体。在人类早期的著作中，出现了大量类似的作品，例如记录孔子言行的《论语》，柏拉图的《理想国》，以及《黄帝内经》，都是通过一问一答的形式来表述。比较特殊的是屈原的《天问》，问而不答，但依然展现了大量先古的知识。《难经》作者采用了类似问答的形式，但其所讨论的问题，更多的是对前人知识的汇总；《难经》的回答则是作者自己对这些问题的认识与解释。

事实上，《难经》在中国医学史上的重要性不容置疑。与《黄帝内经》一篇一个命题的写作方法不同，《难经》的内容具有明显的整体布局。先讲诊断，包括脉诊、面诊、腹诊等，再讲生理，包括经络、脏腑等，然后则是病理，最后是治疗。所以，我们可以认为《黄帝内经》是一本"医论医话"集；《难经》则是汉以前某位医学大师，或者说可能是"扁鹊"，一生的经验整理，是一本"专著"。后世有人认为《难经》是"课徒之作"，也就是说《难经》本身就是课本，这种说法是有道理的。

那么，作为一本"课本"，也是一本具有承前启后价值的中医书，《难经》的特点是什么呢？

一、《难经》存留了大量东汉以前的中医学知识

当我们学习《难经》，会发现在问难部分大量出现"经言"这两个字，说明《难经》本身是追溯前人的理论，是对前人的知识作进一步解释与说明。其中对问题系统解释的部分，大量来源于《黄帝内经》。但"经言"中的内容却又不全出自《黄帝内经》，而是另有出处，可见《难经》包含了汉以前其他文献中的内容。《难经》是其作者有选择地对前人经验进行录用与注释，是中医学理论继承、总结、提高的自然进程。

《难经》全称《黄帝八十一难经》，但是，每"难"之中包含多个问题，因此不同传世版本的体例并不相同。本书主体以滑寿《难经本义》为主本。将每"难"的内容与《黄帝内经》相比较，则可以发现很多有意思的内容。

其一，我们先说那些以原文的形式出现于《黄帝内经》的部分。

内容原文出现于《黄帝内经》，但未明言"经言"的内容：24、31、32、42、43、47、59、60、62、64计十难。

内容出自《黄帝内经》，同时表述为"经言"的内容：11、12、13、15、22、30、37、40、46、65、66、79、81计十三难。

其二，原文未见于《黄帝内经》，但文义与《黄帝内经》明确相关的内容。

未曾明言"经言"的内容：1、3、7、10、12、14、25、27、28、29、34、49、50、54、55、63、64、78计十八难。

明确指出"经言"的内容：23、35、38、53、69、70、72、74、76、77计十难。

其三，内容并不见于《黄帝内经》的部分。

没有标示为"经言"的部分：2、4、5、6、8、9、16、18、26、33、36、41、44、48、51、52、56、57、58、67、68、73计二十二难。

标示为"经言"的内容：17、19、20、21、22、39、45、61、71、75、80计十一难。

将以上内容统计一下，可见《难经》内容与《黄帝内经》相关的有51篇，无关的有33篇，可知《难经》作者不仅传承与推进了《黄帝内经》的知识，更是保存了当时未能通过其他途径传承下来的知识。

其四，关于《十变》的内容。

在《难经》原文中多次提到了一篇名为《十变》的古文献。其内容见于《难经·三十四难》《难经·四十难》《难经·六十三难》《难经·六十四难》，如果再加上《难经·十难》，那就是一套完整的从诊断到治疗的体系。这些内容，都是以脏腑五行为基础，从不同的角度定位五行，再从临床上，将这些不同的五行归类，两两相合，从而形成判断，故称为"十变"。

例如《难经·十难》便是以五行脉的位置，与五行五脏脉的感觉，两两相配。

对《十变》的拆分，原文只在《难经·三十四难》中提到了《十变》之名，在《难经·四十难》中却没有明确提出《十变》之名。但是，这两难中的内容是统一的（表1）。

表1 五脏与色、臭、味、声、液的对应关系

五脏	肝主色	心主臭	脾主味	肺主声	肾主液
肝	肝色青	其臭臊	其味酸	其声呼	其液泣
心	心色赤	其臭焦	其味苦	其声言	其液汗
脾	脾色黄	其臭香	其味甘	其声歌	其液涎
肺	肺色白	其臭腥	其味辛	其声哭	其液涕
肾	肾色黑	其臭腐	其味咸	其声呻	其液唾

在《难经》原文当中，《难经·六十三难》《难经·六十四难》也明确提到源于《十变》，其内容则是讲述五行脏腑与五输穴的配合问题。可见《十变》是以五行为经纬，将诊断、生理、病理、治疗合为一体的一篇文章。《难经》作者则将本文拆分，分别归类于《难经》体系中的诊断、生理、治疗内容。

二、对前人知识的继承与发展

《难经》中有大量的内容是对前人知识的总结与发展，尤其是对《黄帝内经》中奇经八脉理论的总结与提高。

奇经八脉理论，散见于《黄帝内经》不同篇章，且内容不相统属。如阴跷与阳跷见于《灵枢·寒热病》的"头目苦痛，取之在项中两筋间，入脑乃别阴跷、阳跷，阴阳相交，阳入阴，阴出阳，交于目锐眦，阳气盛则瞋目，阴气盛则瞑目"；《灵枢·脉度》曰"跷脉者，少阴之别，起于然骨之后"；《灵枢·热病》曰"目中赤痛，从内眦始，取之阴跷"。阴维与阳维见于《素问·刺腰痛论》的"刺阳维之脉，脉与太阳合腨下间，去地一尺所""刺飞

阳之脉，在内踝上五寸，少阴之前，与阴维之会"。带脉见于《灵枢·癫狂》的"带脉于腰相去三寸"。任脉、督脉、冲脉皆见于《素问·骨空论》。而关于这八条经脉的相关内容也散见于《灵枢·五音五味》《灵枢·海论》《灵枢·动输》《素问·痿论》等篇章之中。

以任督二脉而言。《素问·骨空论》提出："任脉起于中极以下，循面入目；而督脉则是起于少腹下骨中央，上额交巅，上入络脑，还出别下项，入循脊络肾。"由此可以看到任脉只是单一不完整的经脉循行，并未能形成一个完整且封闭的气血循环的通路。督脉则从前向后形成了一个封闭的气血通路。在《灵枢·脉度》的认识中，任脉与督脉的长度与位置还是相当的，原文为"督脉、任脉，各四尺五寸，二四八尺，二五一尺，合九尺"，但仍未能明确任脉与督脉的关系。所以我们可以认为，在《黄帝内经》的不同篇章之中关于督脉与任脉的认识并不统一。而这些问题也是直至《难经》之中才真正解决。

更为重要的是，《难经》不仅仅明确了"奇经八脉"的循行通路，更规范了"奇经八脉"的作用及相关临床症状，才使得后世可以真正使用"奇经八脉"的思路，解决临床问题。

如果将以上知识，按照时间线归纳，就会发现中医理论具有渐进发展的特点。仅以任督理论而言，在西汉早期，我们看到的证据仅有双包山的针灸木人。在《黄帝内经》成书时期，任督二脉的认识已经完备，但未形成阴阳对应的体系。在稍晚的《难经》体系的表达中，任督二脉才成为一个相互对应的体系。直到滑寿提出："人身之有任督二脉，犹天地有子午，可以分可以合。分之则见阴阳之不离，合之见浑沦之无间。"才真正形成了现代中医理论中的任督经脉体系。而将奇经八脉理论，从诊断到治疗，从生理到病理结合成一个整体，那是李时珍在《濒湖脉学》中才完成的。

三、《难经》展示了中医发展的过程

我曾经在不同的场合提出，中医学的理论是以试错法、归纳法、反馈法为认知基础一点点总结出来的。而这种认识模式必然会在早期的文献中表露出来。从这个角度来看《难经》中关于脏腑观念的认识，就比较有意思。

事实上，《黄帝内经》中的脏腑概念本身就不统一。但是，类似情况在《黄帝内经》原文中的表述，则比较含糊，即"所谓五脏者，藏精气而不泻也，故满而不能实；六腑者，传化物而不藏，故实而不能满也"。

也许是因为《难经》本身是课徒之作，是对《难经》之前的医学经典理论的回顾与解释。所以，《难经》中的内容统一性很高。也因为这个原因，《难经》对古中医时代脏腑理论相关观点的不统一，做出了鲜明的呈现。分别表述如下：

五脏五腑。《难经·三十五难》曰：小肠者，心之腑；大肠者，肺之腑；胆者，肝之腑；胃者，脾之腑；膀胱者，肾之腑。本难中，又有五肠的概念，认为：小肠谓赤肠，大肠谓白肠，胆者谓青肠，胃者谓黄肠，膀胱者谓黑肠。说明五腑是一个完整的概念。

五脏六腑。《难经·三十八难》曰：脏唯有五，腑独有六者，何也？然：所以腑有六者，谓三焦也。有原气之别焉，主持诸气，有名而无形，其经属手少阳。

六脏五腑。《难经·三十九难》曰：经言腑有五，脏有六者，何也？曰：五脏亦有六脏者，谓肾有两脏也。其左为肾，右为命门。

六脏六腑，这是现代中医教材中的观点，也是《黄帝内经》中的观点，六脏六腑与十二经脉相统一。此处的第六脏即心包络。

汇集以上观点可知：古代的脏腑理论，有一个明确的成长形成的时期，而且是从五脏五腑扩展成为六脏六腑。其中的第六脏有两种可能：一种可能是从肾脏扩展而来，为与左肾相对应的右命门；另一种可能是从心脏扩展而来，为与心相对应的心包络。第六腑则为三焦。有一种观点认为心包络与三焦互为表里。另一种观点则认为三焦为独立的结构。所以说，现代中医所说的五脏六腑的观点，实际上是为符合"天六地五"的强迫症式的表述。（《国语》曰："天六地五，数之常也，经之以天，纬之以地，经纬大爽，文之象也。"）这也就表明，理论上的不统一，本就是中医学的常态。

四、《难经》对后世的影响

从前述的内容，我们可以看到《难经》作者对前人的知识有继承，也有发展。同时，《难经》中的很多内容，也成为后世中医发展的基石。

《难经》作者接受了《十变》作者的观点，尽量利用五行的框架，来总结临床发现。我们则可以利用《难经》作者的这种认识，进一步深化《难经》本身的知识内容。例如：《黄帝内经》中关于腹泻的病种命名达十余种。而《难经》作者在总结前人经验的基础之上，在《难经·五十七难》提出了五泄，指出腹泻有五，分为胃泄、脾泄、大肠泄、小肠泄、大瘕泄五种。有意思的是，我们可以根据五脏喜恶：脾主运化，肝主疏泄，肺主声，心主血脉，肾司开合、主茎中痛，将此五泄用五行五脏的认识进一步分类命名，既有利于对疾病的认识，又有利于临床治疗。

《难经》中明确提出了命门学说。在《难经·三十六难》《难经·三十九难》提出左肾与右命门。同时，在《难经·八难》《难经·六十六难》中提出肾间动气，人身之原。后世之人将这两个内容合流，再加上君火相火的概念，才形成了后世的命门学说，以及温补肾气的方法。这些都是对《难经》中的理论与知识的进一步升华及提高所形成的新理论。

通过以上学习可以看到,《难经》本身就是其作者对前人经验的总结归纳与提高,而我们也可以看到后世的医家有对《难经》内容的总结与发展。所以,《难经》对中医学的理论,起到了承上启下的作用。更重要的是,我们可以通过学习《难经》,来认识与理解中医的认知模式。即通过归纳、推理、试错、反馈的方法,不停地深化与迭代已有的知识,而这种认识,也就是我写这本小书的主要目的。

这本小书,并不是对《难经》原文的注释,而是从现代中医的角度,利用《难经》作者的认知模式,通过反复追问,探索前人知识表象背后的认识论逻辑,进而使《难经》作者的这种认识论逻辑显象化、具象化。更重要的则是向《难经》作者学习,如何在一个知识快速增长的时代保持一种理性的态度。从实践出发,夯实理论基础,从而取得更好的临床疗效。

目录

脉 诊 篇

经 脉 篇

脉 象 篇

疾 病 篇

腧　穴　篇

针 法 篇

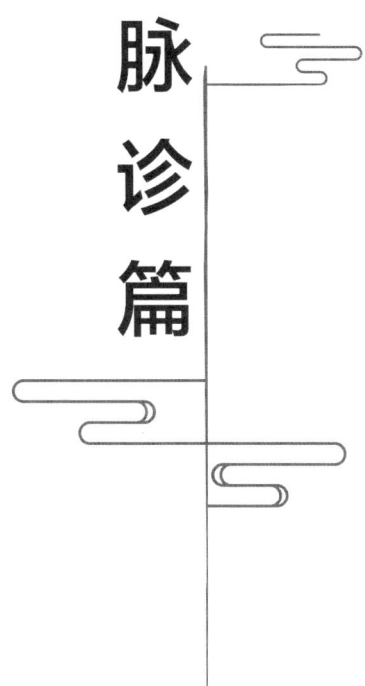

脉诊篇

一难

【原文】

曰：十二经皆有动脉，独取寸口，以决五脏六腑死生吉凶之法，何谓也？

然：寸口者，脉之大会，手太阴之脉动也。人一呼脉行三寸，一吸脉行三寸，呼吸定息，脉行六寸。人一日一夜，凡一万三千五百息，脉行五十度，周于身。漏水下百刻，荣卫行阳二十五度，行阴亦二十五度，为一周也，故五十度复会于手太阴。寸口者，五脏六腑之所终始，故法取于寸口也。

【释义】

脉诊的基本原理在《黄帝内经》中就已经成形了。但是，《黄帝内经》中的具体诊脉方法，是以"周身三部九候脉法"与"十二经脉脉法"为主体的遍诊法，以及"寸口人迎脉法"。以寸口脉独断身体之病，虽然在《黄帝内经》中多处可见，但是并未形成完整的体系。现代最早的"寸口脉法"即见于《难经》。

本难是对寸口诊脉法，即独取寸口以查周身之病的方法，提出理论上的依据，认为寸口穴是手太阴经的要穴，其处脉动明显。手太阴肺经主一身之气，又是人体气血运行流注的开始与结尾，所以，才可以用寸口脉诊查一身之病。主体内容，则综合了《灵枢·五十营》与《灵枢·营气》的内容。

【问难】

问难之一：什么是经脉？

什么是经络？什么是经脉？对一个中医学者来说，这似乎是个很难回答的问题。按《针灸学》课本解释，经脉理论是针灸学的理论核心，经络是运行气血的通路。又有说经是经络系统中的主干；络是经络系统中的分支。这只是在回答经脉的功能是什么，以及经络的分类是什么，而没有真正回答"什么是经脉"这个问题。到了现代依然没能找到经络实体，对经络本质的种种猜测就更多了。

本难的内容似乎给了我们一点点启发。"十二经皆有动脉"，可见"动脉"是经脉的一部分。那么"动脉"是什么呢？结合现代医学的认识，我们可以想象出，所谓的"动脉"，意指会跳动的脉搏。以具体的场景分类，可以说"动脉"有两个意思。一是指与静脉相对应的，会随心脏的搏动而跳动的，主要输送高浓度氧气的血管。另一个则是指接近人体表面的会跳动的经脉点，也就是人体动脉浅出的部分，在古人的表述中它还有另一个名字——"脉口"。从观察的角度出发，古人似乎对动脉的第二个认识更为重视，已经认识到了体表的绝大部分动脉搏动点，并能够对它们进行准确的表达与观察研究。与近现代的解剖学实践相比，中国古人的研究都是在活人身体上进行的，并进一步探索了通过诊查动脉搏动点以诊断疾病的可能性，幸运的是古人得到了阳性结果。对于这个现象，黄龙祥研究员[1]指出：（经脉的）同一个名称分别表达脉口、经穴、经脉三种不同的内涵。也正是以此为基础，经脉才开始了从血液循环系统走向现代经络理论的最初异化。

既然"动脉"是十二经脉的一部分，动脉又是人体表面可以触摸到的血脉——血管，自然十二经脉就与血管密切相关。可见，《难经》在两千年前提出的这个问题，无意中点出了十二经脉作为血管的本质特性。而如果说十二经脉仅仅是血管，这显然又与现代针灸学对经络的认识是不相符的。所以，从现代角度出发，我们对经络的本质提出了各种不同的观点，如神经、血管等。从对本难命

---

[1] 黄龙祥：《黄龙祥看针灸》，人民卫生出版社，2008年，第27页。

题的讨论我们可以看到，不管后世经络理论进化变异成什么样子，都改变不了它的本意，就是血管。而《汉书·王莽传》中，王莽令太医以"竹筵"导查经脉，也明确表明了经脉在当时就是血管。

中医史学家严健民认为中医经络源于古人对血管的认识，他认为中医的经络理论具有一个从"有形的'经脉'，嬗变为无形的'经络'的过程"①，"从神经，从淋巴考虑经络的本质，都只是对原初经络概念的异化与扩展。而异化与扩展正是中医几千年来不断发展的主要特点"。《灵枢·经脉》曰"经脉者，所以能决死生、处百病、调虚实，不可不通"，说明经脉不仅是人体重要的生理性器官，也揭示出利用经脉理论诊察疾病的可能性。随着经脉理论的异化，古人也试图采取更多的方法来利用经脉理论。可以说《黄帝内经》十二脉法与三部九候脉法就是这些实验的最初结论（见《脉诊导论》）。在《难经》成形时期，古人已经初步建立了寸口三部九候诊脉法。此时，经脉已经不能简单地被说成血脉的另一个称谓了。或者说此时《素问·脉要精微论》中"夫脉者，血之府也"，已经不能准确地反映经脉理论在临床上的价值。经络已经开始被异化，已经不再仅仅是一个血液运行的通道，即信息传递的通路了。这时，古人对经脉的认识开始从属于《灵枢·外揣》中"故远者司外揣内，近者司内揣外"的理论。而这一认识与《周易·系辞》中"近取诸身，远取诸物"类似。也就在这个时期，产生了脉诊的理论。对这个认识，《丹溪心法·能合色脉可以万全》表述为"盖有诸内者，必形诸外"。

问难之二：古人建立寸口三部九候脉法的依据是什么？

本难为了解释独取寸口，做了许多气血运行的理论推衍。主要

---

① 严健民：《中国医学起源新论》，北京科学技术出版社，1999年，第195页。

论点有二。一是"寸口者，脉之大会"，认为寸口是经脉运行的一个很大的节点。二是，寸口是"手太阴之脉动"，这里隐含的是，手太阴既是气血运行的起点，也是气血运行的终点。所以，寸口脉很重要。进而推论出，可以利用寸口脉诊查全身的气血变化。

不过，在《黄帝内经》中有关于这个问题的另一个回答。《素问·五脏别论》曰："气口何以独为五脏主？""胃者水谷之海，六腑之大源也，五味入口，藏于胃以养五脏气，气口亦太阴也，是以五脏六腑之气味，皆出于胃，变见于气口。"这段文字有点怪，它是从胃为"水谷之海""六腑之大源"出发来论述气口的重要性的。因为气口脉在手太阴脉上，跟足阳明胃经关系不大。所以，要想从经络理论建立胃气与气口的关系，须先建立手太阴与手阳明相通，再建立手阳明与足阳明相通，然后才能引出手太阴与足阳明胃的关系，这个推理路径太长了。所以，这段文字仅简单地总结"五脏六腑之气，皆出于胃，变见于气口"。《素问·五脏别论》的这段推论太生硬了，而《难经》的解释就很顺畅。

那么《难经》的理论依据是什么呢？《难经》的理论来源还是《黄帝内经》。《灵枢·五十营》讲述了经脉之气运行的速度、节奏、时间，其重点是"呼吸定息"。《灵枢·营气》讲述的则是十二经脉气血的流注顺序，其重点是手太阴为十二经脉流注之始，也为十二经脉流注之终。本难则是将此两篇文字的内容综合而成。如果仅是分析《灵枢·五十营》的本义，会发现本难只是古人对呼吸与循环关系的原始表述。根据现代医学的知识，在正常情况下，人的心率是每分钟60～100次，呼吸是每分钟20次。人的1个呼吸周期，会心跳4～5次。所以，古人通过比较呼吸与心跳节奏来判断人的气血运行状态。但这段文字被《难经》引出时文义出现了变化。此时，呼吸成为整段文字的中心，"呼吸定息"成为文眼。行文中暗示，人体呼吸的鼓动作用即是脉行的主要推动力。文中加上"故五十度复会于太阴",手太阴不仅成为气血运行的始点与终点,还成了经脉气血运行的原动力。无疑,寸口本身就是手太阴脉最主要的脉动点,进而引申出"寸口者,五脏六腑之终始"。

"寸口者,五脏六腑之终始,故法取于寸口也"是整篇文字的结论,也是落脚点。《难经》作者认为,这个内容并不是一个简单的、不需要证明的客观表达,而是一个推衍的结果。其完整表述如下:首先,人体经脉的特点是运行周身,内通脏腑外联肢节,所以对经络的诊查可以明辨人体的各种病变;其次,手太阴脉既是经络气血运行的动力,又是气血运行的终始点,所以,对手太阴脉的诊查在经脉气血的诊查中,具有主导地位;再次,寸脉是手太阳脉最重要的搏动点,"独取寸口"诊查一身气血变化,明辨疾病的观点可以成立。

在《黄帝内经》中另有一个角度,讲胃气与寸口的关系。这得从古人对"虚里"的认识开始。《素问·平人气象论》曰"胃之大络,名曰虚里,贯鬲络肺,出于左乳下,其动应衣(脉),宗气也"。如笔者在《脉诊导论》提出的胃气的重要性来源于虚里的重要性,而所谓"虚里"就是心前区之心跳搏动点。所以《素问·五脏别论》的内容实际上是强调,寸口脉的血脉跳动与心前区的心跳高度一致。如此理解,则显然又以《黄帝内经》的表述更为准确。但《黄帝内经》中所说的"变见气口",从理论解释上又有不顺畅之处。因为,《难经》以手太阴脉为主的观点保证了理论内在的统一性,所以《黄帝内经》从胃气出发,从而论证寸口重要性的表达方式逐渐隐没。时间经过了两千年,我们又发现一个新的问题:在现代医学中,为了诊查患者的血液循环状态,也是摸寸口脉,也就是手腕部的桡动脉的浅出部分。这是因为,这个地方的脉搏最容易摸到,搏动也最为清晰。

考虑到现代医学对寸口脉的认识,让人意识到所谓的"独取寸口"并不是理论上的推理，而源于医者的临床实践。可以这样认为，古人是先发现了寸口脉的特殊性，然后才从理论上去论证它。如果第一种理论不完美，就去寻找第二种理论，直到找到一个相对合理的解释。所以，对寸口脉重要性的解释，先从胃气开始；再到手太阴脉为十二经脉之始终；两千年后又走回到心跳与脉搏同源性。这是一个螺旋式上升的过程，只不过这个间隔期太久了，达到两千年。所以，古人建立寸口脉的诊病原则，解释了关于古人知识来源的一个隐藏问题：古人的知识是先有实践后有理论，还是先有理论后实践？从古人对寸口脉重要性的解释则可以看出，古人的知识常常是先有实践，后有理论。

【前人著述】

黄竹斋《难经会通》 漏水下百刻。《隋志》云：刻漏始于黄帝，一昼一夜，定为百刻。浮箭于壶内，以水减刻出，分昼夜之长短。水下百刻，则一昼一夜之周时也。

黄元御《难经悬解》 会寸口者，营气也，故气口成寸，以决死生，但言营气。若卫气，则今日平旦，始于足太阳之睛明，明日平旦，又会于睛明，不会于寸口也。

二难

【原文】

曰：脉有尺寸，何谓也？

然：尺寸者，脉之大要会也。从关至尺是尺内，阴之所治也；从关至鱼际是寸内，阳之所治也。故分寸为尺，分尺为寸。故阴得尺内一寸，阳得寸内九分，尺寸终始一寸九分，故曰尺寸也。

【释义】

如果说《难经》中最早确定了寸口三部脉法，此处即是最早提出了寸关尺的说法。从关到尺泽（手太阴穴）叫作尺，从关到鱼际（手太阴脉的位置）叫作寸。诊脉之时，从尺中取十分之一，再从寸中取十分之九。这样只取一寸九分作为诊脉部位。这里的尺寸概念源于对计量单位的借用，尺寸讲的是计量中的十进制关系。近以才有"分寸为尺，分尺为寸"的说法。因为尺寸，不管是从鱼际到尺泽，还是寸口本身，始终都有十进制的内涵在里边，所以，始终都叫"尺寸"。

【问难】

"尺寸"与"寸关尺"是一样的吗？关的定义是什么？

本难从前一难的"寸口者，脉之大会"，升级成了"尺寸者，脉之大要会也"，也就是将寸口的定义拓展成"尺寸"的概念。这时作为动脉搏动点的寸口脉，就不再是一个点，而是一段线了。既然是线，那就有了长度，原文是寸有九分，尺有一寸，尺寸合到一起就是一寸九分了。显然，在这种情况下，寸关尺的"关"没有长度概念。此时"关"就成了依附于寸尺，而凭空出现的概念。我们可以通过对文意的分析，来判断"关"的含义。如果说尺寸依托于手太阴脉之"尺泽""鱼际"而产生的部位观念，关就是用来界定尺寸的辅助观念。这时的"关"就是"尺"与"寸"的交会点。所以，"关"是没有空间与距离属性的。这也符合"关"字的本义，即分割点。从本难的内容来说，关即寸脉与尺脉的分割点，也是阳脉与阴脉的分割点。

值得注意的是，本难与《难经·十八难》的内容是不统一的。

【前人著述】

黄竹斋《难经会通》 尺，十寸也。

黄元御《难经悬解》 尺中主阴，寸口主阳，关上阴阳之中分也。

滑寿《难经本义》 关者，掌后高骨之分，寸后尺前，两境之间，阴阳之界限也。

王九思等《难经集注》 杨曰：寸关尺三位，诸家所撰，多不能同。故备而论之，以显其正。按皇甫士安脉诀，以掌后三指为三部，一指之下为六分，三部凡一寸八分。华佗脉诀云：寸尺位各八分，关位三分，合一寸九分。王叔和脉诀云：三部之位，辄相去一寸，合为三寸。诸经如此差异，则后之学者，疑惑弥深。虞曰：故越人取一寸九分之为定式，乃天九地十之义也。

三难

【原文】

曰：脉有太过，有不及，有阴阳相乘，有覆有溢，有关有格，何谓也？

然：关之前者，阳之动也，脉当见九分而浮。过者，法曰太过；减者，法曰不及。遂上鱼为溢，为外关内格，此阴乘之脉也。关以后者，阴之动也，脉当见一寸而沉。过者，法曰太过；减者，法曰不及。遂入尺为覆，为内关外格，此阳乘之脉也。故曰覆溢，是其真脏之脉，人不病而死也。

【释义】

本难对脉象的几个名词做了规定，分别表述如下。

太过，指脉的力度与形态超过了正常的状态。不及，则为脉的力度与形态达不到正常的要求。所以关以前之阳位、关以后之阴位皆有太过、不及的脉形变化。

溢，寸脉的脉位脉形超出了正常的限定，故曰上鱼为溢，以上为外，以下为内，则此脉形叫外关内格。覆，尺脉的脉形超过了本位，故曰入尺为覆，以上为外，以下为内，故此脉形叫内关外格。

"阴乘"者为阴乘阳之意，白云阁本为"阴乘阳之脉也"。《说文解字》中，"乘"为"强加"之意，此即阴脉之气叠加于阳脉之上，故为寸强尺弱，寸大尺小之意。

"阳乘"者为阳乘阴之意，白云阁本为"阳乘阴之脉也"。阳脉之气叠加于阴脉之上，故为尺强寸弱，尺大寸小之意。

这里还有一个容易混淆的字就是"乘"。按五行学说中就有"生克乘侮"的说法，乘指侵袭与干扰。若以此解释，义理可通而总觉晦涩。直接解释为叠加则清晰明了，且符合人的直观感觉。古汉语中常有省略助词的习惯，现代一些方言也有这种习惯。如陕西有一种被称为"中国汉堡包"的小吃，陕西方言叫"肉夹馍"。而完整的叫法则应是"肉夹之于馍"。同理阴乘阳，就应解为阴乘之于阳。

将本难的几个内容综合，列表，则为表2。

表2　脉名释义

覆溢	脉形	阴阳相乘	关格
溢	关前太过	阴乘之脉	外关内格
覆	关后太过	阳乘之脉	内关外格

【问难】

如何理解真脏之脉？

《黄帝内经》中，已经对"真脏脉"做了一个解释，也就是无胃气之脉[①]。本难"是其真脏之脉"，则是对真脏脉的另一种解释。如果仅从字面而言，我们很难说得到了一个关于"真脏脉"的明确解释。只能说，所谓"真脏脉"就是本脏之气外显，故不病而死。在《难经·三十七难》有"阴脉营于五脏，阳脉营于六腑"的观点，此处之真脏脉，非某一具体脏腑之气的外显，而是整体的脏腑本真之气的外露。

本难曰"人不病而死"，并非指人没有生病，而是指患者死前没有明显的症状。如果我们将脉象作为信息的载体，则脉象的变化，又何尝不是病情变化最重要的证据？故依本难之论，临证之时，"舍症从脉"自是应得之意，临机用药则又未必是必死之候，而当有回生之机。处方用药，当用清解外邪，内收脏气之法。故外关内格者，阳气之盛也，脉形寸强大于尺，法当用银翘散合犀角地

---

① 周达君：《脉诊导论》，人民卫生出版社，2011年。

黄汤，清解与滋润并行。内关外格者，阴气之盛也，脉形尺强大于寸，当用大承气汤急下以存阴。

此难的关键在于，承接《难经·二难》的观点，以寸尺脉定阴阳，即以"阳阴"指代寸脉与尺脉。这种对阴阳的指代，在"仲景脉法"中多有出现。如《伤寒论·辨脉法》中有"曰：何谓阳不足？答曰：假令寸口脉微，名曰阳不足，阴气上入阳中""曰：何谓阴不足？答曰：假令尺脉弱，名曰阴不足，阳气下陷入阴中"。

【前人著述】

黄元御《难经悬解》 《灵枢·终始》人迎四盛，且大且数，名曰溢阳，溢阳为外格，外格不通，死不治。寸口四盛，且大且数，名曰溢阴，溢阴为内关，内关不通，死不治，义与此异。

滑寿《难经本义》 关格之说，《素问·六节脏象论》及《灵枢》第九篇、第四十九篇皆言主气口、人迎，以阳经取决于人迎，阴经取决于气口也。

四难

【原文】

曰：脉有阴阳之法，何谓也？

然：呼出心与肺，吸入肾与肝，呼吸之间，脾受谷气也，其脉在中。浮者阳也，沉者阴也，故曰阴阳也。

心肺俱浮，何以别之？

然：浮而大散者心也；浮而短涩者肺也。

肾肝俱沉，何以别之？

然：牢而长者肝也；按之濡，举指来实者肾也。脾者中州，故其脉在中，是阴阳之法也。

脉有一阴一阳，一阴二阳，一阴三阳，有一阳一阴，一阳二阴，一阳三阴，如此之言，寸口有六脉俱动耶？

然：此言者，非有六脉俱动也，谓浮、沉、长、短、滑、涩也。浮者阳也，滑者阳也，长者阳也；沉者阴也，短者阴也，涩者阴也。所谓一阴一阳者，谓脉来沉而滑也，一阴二阳者，谓脉来沉滑而长也，一阴三阳者，谓脉来浮滑而长，时一沉也；所谓一阳一阴者，谓脉来浮而涩也，一阳二阴者，谓脉来长而沉涩也，一阳三阴者，谓脉来沉涩而短，时一浮也。各以其经所在，名病逆顺也。

【释义】

本难是从阴阳分类的角度，对脉象进行了一个纲领性的分类。分别讲述了阴阳脉法、脏腑本脉与复合脉三个临证问题。

阴阳脉法是指利用阴阳的概念，统领脉象的种种变化。此时，阴阳只是个相对概念，是对不同类型的脉象组合，进行分类研究的需要。当我们利用阴阳脉法的概念来分析脉象时，需先对脉象的相关内容进行规定。如以浮沉言，则以浮为阳，以沉为阴；以脉形言，以长为阳，以短为阴；以脉感言，以滑为阳，以涩为阴。

先建立了脉象组成的阴阳概念，再建立五脏脉象概念。本难从呼吸的角度定义五脏脉的特点，即"呼出心与肺，吸入肾与肝，呼吸之间，脾受谷气也，其脉在中"，承接呼吸定息的概念。呼气时脉再动，此时诊知的是心肺气血运行的状态；吸气脉再动，此时诊知的是肾肝气血运行的状态。而人在呼吸之间所诊查的脉象变化，是对脾的气血运行状态的反映。按照阴阳的概念：以呼为阳，以吸为阴。则心肺为阳，肝肾为阴，所以五脏脉象的转化，仍不离于阴阳。

从脉象手感的变化，也可以判定五脏之气在脉象上的表现，进而可以判断五脏的气血变化。这个目标需通过复合脉来实现。即"浮而大散者心也；浮而短涩者肺也""牢而长者肝也；按之濡，举指来实者肾也；脾者中州，故其脉在中"。脉的"浮大散"这几个要素，共同组成心脉的特征，"浮短涩"则共同组成肺脉的特征，"牢"与"长"共同组成肝脉的特征，"重取脉濡""沉取脉实"组成肾脉的特征，脾脉的特征则是"中取和缓"。这些脉象的变化可以缩略为：心肺俱浮，肝肾俱沉，脾在中央。这也符合脏腑阴阳理论的认识。如表3所示。

表3　五脏之气脉位与脉感

脉位	脉感
浮	浮而大散者心；浮而短涩者肺
中	脾者中州，故其脉在中
沉	牢而长者肝；按之濡，举指来实者肾

因为阴阳概念是成对出现的。于是有了"浮者阳也，滑者阳也，长者阳也；沉者阴也，短者阴也，涩者阴也"。其中浮沉是对脉位的描述，滑涩是对手感的描述，长短是对脉长的描述，因为是从不同角度描述脉象，这样临床上才有可能出现复合脉。此时在不同情景下，阴阳的表述内涵不同，这样才有可能出现阴阳比例不同的情况。脉象本身阴阳比例的变化，也成为复合脉的内容。本难则对脉象的阴阳比例进行了规定，如表4所示。

表4　脉象阴阳比例

阴阳比例	浮	沉	长	短	滑	涩
一阴一阳		−			+	
一阴二阳		−	+		+	
一阴三阳	+	−	+		+	
一阳一阴	+					−
一阳二阴			+			−
一阳三阴	+			−		

最后一段有一个不同的提示：既然"浮、滑、长"为阳，"沉、短、涩"为阴，则一阴一阳是否可以分析为又短又滑，一阴二阳则分析为涩而浮长？理论上这样分析当然是可以的，在实践中则未必。医者诊脉，一般是先分脉之浮沉，再分析其余的脉感。所以，对脉象的一般分析皆是以浮沉为阴阳脉诊之主纲的。如果临床上出现长大之脉时，医者又会先注意长大脉的变化。所以，本难对脉象阴阳的分类方法，是以临床的感觉与习惯为依据的，充分证明了《难经》的作者具有非常丰富的临床经验。

【问难】

本难分析脉象的角度为何，是如何影响后世的？

本难从脉象变化的角度分析寸口诊脉法总纲，最重要的是它提出了复合脉的概念，指出每一个脉象都可以从几个不同的侧面分成几个不同的诊脉要素分别分析。最后，对不同脉象要素分析的结果进行归纳，形成对该脉象的总体结论。本难中所提出的"浮、滑、长；沉、短、涩"，就成为建立临床脉象的基本要素，也可以称为基础脉或纲要脉。这种思维深深地影响了后世的中医学者。

张仲景在《伤寒论·辨脉法》中复述了本难的观点。先建立了脉象的阴阳概念"脉大、浮、数、动、滑，此名阳也；脉沉、涩、弱、弦、微，此名阴也"。在脉诊的临床部分则大量采用了复合脉的思维。如"阳脉浮大而濡，阴脉浮大而濡，阴脉与阳脉同等者，名曰缓也。脉浮而紧者，名曰弦也"。张仲景进一步将这些基础脉与具体的病机相关联，于是，脉象在诊断中就有了实际的用法。如"脉弦而大，弦则为减，大则为芤。减则为寒，芤则为虚。寒虚相搏，此名为革。妇人则半产、漏下，男子则亡血、失精"，将革脉拆分成为弦与芤这两个要素，将之分别讨论后，再重新组合形成寒虚相搏这一病机，指向"半产、漏下""亡血、失精"这几种疾病。类似的内容，还有"寸口脉浮为在表，沉为在里，数为在腑，迟为在脏。假令脉迟，此为在脏也"。

在古人对脉法的认识中，将临床中的脉象细分为几个基础脉象，从基础脉象出发，通过不同的排列组合，最后得到疾病病机的研究方案，这是后世脉象研究的重要方式。如李时珍《濒湖脉学》中录四言脉诀言"迟数既明，浮沉当别；浮沉迟数，辨内外因"。清代林之翰著《四诊抉微》则以"浮沉迟数滑涩代"为纲领脉。清代《神仙济世良方》曰"脉诀大约言愈多，则旨益晦""切脉之最要，在浮沉迟数虚实涩滑而已"。拙著《脉诊导论》将脉象分成"浮沉分表里、速度辨寒热、边界知敛散、手感明气血、力度断虚实、宽度知进退"六个要素，从而提出了"解析脉法"的脉象分析方法。掌握了这种分析脉象的方法，则古人之二十三脉，二十四脉，二十九道脉，乃至于一百零八脉，尽在掌中矣。

【前人著述】

滑寿《难经本义》 脉见于三部者，不单至也。唯其不单至，故有此六脉相兼而见。

五难

【原文】

曰：脉有轻重，何谓也？

然：初持脉，如三菽之重，与皮毛相得者，肺部也。如六菽之重，与血脉相得者，心部也。如九菽之重，与肌肉相得者，脾部也。如十二菽之重，与筋平者，肝部也。按之至骨，举指来实者，肾部也。故曰轻重也。

【释义】

本难的内容是以医者诊脉之时，手指下按压的轻重定脏腑。诊脉之时，以医者指下之轻重以分别五脏的脉象变化，从轻到重，从浅入深依次为肺、心、脾、肝、肾，相对应的是皮毛、血脉、肌肉、筋、骨。

本难通过诊脉之时从浮到沉的脉象变化，以判断五脏功能气血的变化，实质是以从浮到沉的解剖层次对应五脏。这种认识与《黄帝内经》对五脏功能的描述是一致的。

【问难】

从诊脉的轻重定五脏的原理是什么？

从理论上看，本难的内容源于五脏合五体的认识。《素问·五脏生成论》指出，肺之合皮毛，心之合脉也，脾之合肉也，肝之合筋也，肾之合骨也。将对五体的认识转化为一种实践操作，《黄帝内经》已有先例。如《灵枢·官针》有基于五脏合五体之深浅刺法："凡刺有五，以应五脏""取皮气，此肺之应也""以取经络之血者，此心之应也""刺左右尽筋上，以取筋痹，慎无出血，此肝之应也""针于分肉之间，以取肌痹，此脾之应也""深内之至骨，以取骨痹，此肾之应也"。本难正契合了这种观点，是五脏合五体的概念在诊法上的应用。

诊脉之时，以医者手指的压力定脉之浮沉深浅，故文中以菽的数量类比脉诊时手指的压力。《伤寒论·平脉法》曰："脉者，人以指按之，如三菽之重者，肺气也；如六菽之重者，心气也；如九菽之重者，脾气也；如十二菽之重者，肝气也；按之至骨者，肾气也。"此论则省去了组织层面的内容，而纯以手感知脉的力度、脉的深浅以定五脏。此时这种脉诊别脏腑的方法，已成为一种公式化的分类方法。从内容上说，此时所诊的五脏关系，已经不是纯粹的形态上的五脏，而是功能上的五脏。这也提示在《难经》的理论体系中，脏腑理论已经脱离最初的解剖形态，进入了功能上的五脏。

【前人著述】

滑寿《难经本义》 今按此法以轻重言之，即浮中沉之意也。然于《枢》《素》无所见，将古脉法而有所受授邪？抑越人自得之见邪？

六难

【原文】

曰：脉有阴盛阳虚，阳盛阴虚，何谓也？

然：浮之损小，沉之实大，故曰阴盛阳虚。沉之损小，浮之实大，故曰阳盛阴虚，是阴阳虚实之意也。

【释义】

此处接《难经·四难》之后，进一步将阴阳概念程式化（表5）。

表5　脉位浮沉分阴阳

脉位	阴盛阳虚	阳盛阴虚
浮	损小	实大
沉	实大	损小

从上表可以看出，本难以浮沉定阴阳；以损小为虚，实大为盛为实。这也是虚实概念的最初来源之一。不过本难将原本变化的阴阳概念固定化了。本难在"阴阳盛虚"之中，将阴阳概念固定指向浮沉，从而使浮沉脉成为阴阳划分的纲领。其余的脉象要素，如果也要从阴阳角度划分，则只能处于表述的第二位。这种认识方法与《难经·四难》可以相互印证。

【问难】

如何利用阴阳的概念来分析临床中的脉象？

本难是承接《难经·四难》的内容。以浮沉分阴阳，以无力有力定虚实。所以说阳虚阴盛为浮取脉弱，而沉取有力；阴虚阳盛为浮取有力，而沉取无力。而脉象的有力、无力也可以用阴阳概念来分类，这就是有力为阳，无力为阴。再加上《难经·二难》"寸为阳脉，尺为阴脉"，就形成了表6。

表6　阳脉、阴脉的区分

阴阳	寸尺	脉位	脉长	脉感	脉势
阳	寸	浮	长	滑	实大（实）
阴	尺	沉	短	涩	损小（虚）

这张表是临床上最常用的诊脉结构。其中以"寸尺，浮沉"为

阴阳脉的总纲。张仲景则继承了这种分类方法，又添加了"迟数"等脉。《伤寒论·辨脉法》曰："脉大、浮、数、动、滑，此名阳也；脉沉、涩、弱、弦、微，此名阴也。凡阴病见阳脉者生，阳病见阴脉者死。"又曰"寸口脉微，名曰阳不足""尺脉弱，名曰阴不足"。最后，张仲景还用阴阳脉的比较关系，确定了正常人的脉象特点。即"阳脉浮大而濡，阴脉浮大而濡，阴脉与阳脉同等者，名曰缓也"，这里的缓脉也就是平脉的意思。

【前人著述】

滑寿《难经本义》 浮沉以下指轻重言，盛虚以阴阳盈亏言。

七难

【原文】

曰：经言少阳之至，乍大乍小，乍短乍长。阳明之至，浮大而短。太阳之至，洪大而长。太阴之至，紧大而长。少阴之至，紧细而微。厥阴之至，沉短而敦。此六者，是平脉耶？将病脉耶？

然：皆王脉也。

其气以何月，各王几日？

然：冬至之后，得甲子少阳王，复得甲子阳明王，复得甲子太阳王，复得甲子太阴王，复得甲子少阴王，复得甲子厥阴王，王各六十日，六六三百六十日，以成一岁。此三阳三阴之王时日大要也。

【释义】

本难讲述了六经脉象的变化，分别是：少阳之至，乍大乍小，乍短乍长。阳明之至，浮大而短。太阳之至，洪大而长。太阴之至，紧大而长。少阴之至，紧细而微。厥阴之至，沉短而敦。与前述《难经·四难》相似，此处的每一个脉象都是复合脉，综合了几种不同的基本脉象要素而成。

本难六经的本义，是与四季五行并行的。古人的另一种节气划分方法是将一年分为少阳、阳明、太阳、太阴、少阴、厥阴六个节气，合称为三阴三阳，每一节气又各占一甲子日，即六十天，这样一年仍是三百六十日。人体都有一个特定的脉象与每一个节气相对应，就是问题中所述的六经脉象。

【问难】

如何理解此三阴三阳脉象的本质？

本难所言，将一年三百六十日分为六气，分属三阴三阳，每一气又各占一甲子日，即六十天。这是与春夏秋冬四季不同的另一种划分一年季节的方式。按本难的说法是：冬至之后一阳生，则为少阳，继之则为阳明，再则为太阳。夏至之后一阴生，然其气盛，故命之为太阴，继之则为少阴，再则为厥阴。此六气主一年的理论也见于《素问·脉解》，但其排序有所不同：正月太阳寅；阳明者午也，五月盛阳之阴；九月阳尽阴气盛为少阳盛；太阴子也，十一月万物气藏于中；少阴申也，十月万物阳气皆伤；厥阴者辰也，三月阳中之阴，邪在中。可见同讲一年之中的六气变化，但此二者有所不同。不过虽然六体不同，这两段文却说明了同一个问题：此六经是以天气之"六气变化"而论六经，与十二经络的六经不同。所以此处的"经"，不是经络的"经"，而应解释为经典的"经"、经常的"经"。是将一年之中，气候温热寒凉的变化，比之于人的血气运行而形成的概念。从内容来看，本难中的六气变化，较《素问·脉解》更为规范。将一年之气，以冬至、夏至为节点进行划分。前半年阳气渐长，属阳。后半年阳气渐收，阴气长养，主阴。本难脉学内容，仅三阴之脉见于《素问·平人气象论》曰："太阳脉至，洪大以长；少阳脉至，乍数乍疏，乍短乍长；阳明脉至，浮大而短。"

本难强调的是六经之气的变化对人体脉象的影响。故曰："皆王脉也。"《素问·六节脏象论》曰"天以六六为节"，又云"天有十日，日六竟而周甲，甲六覆而终岁，三百六十日法也"。类似的内容则见于《素问·经脉别论》："太阳脏何象？象三阳而浮也。少阳脏何象？象一阳也，一阳脏者，滑而不实也。阳明脏何象？象大浮也，太阴脏搏，言伏鼓也。二阴搏至，肾沉不浮也。"又见于《素问·至真要大论》"其脉至何如？""厥阴之至，其脉弦，少阴之至，其脉钩，太阴之至，其脉沉，少阳之至，大而浮，阳明之至，短而涩，太阳之至，大而长。至而和则平，至而甚则病，至而反者病，至而不至者病，未至而至者病，阴阳易者危"。以上所论，与本难略有不同，其原因为一年之中六气划分的时间与天气变化不同。而其在临床上的脉象变化，仍脱不出气血阴阳的变化。

"少阳之至，乍大乍小，乍短乍长。"少阳者，冬至之后，阳气初升，一阳之来复，然其时，阴阳相争，阳迫阴出，天气愈寒而阳气屈申。见于人身，则是寒热往来。寒则脉当短小，热则脉当长大，故其脉"乍大乍小，乍短乍长"皆是本气之显现。

"阳明之至，浮大而短。"阳明者，二阳之谓也。浮大为阳，是为阳气已伸。短为阴，是为阳气未至极之意。时为春末夏初，是为阳明之脉。

"太阳之至，洪大而长。"太阳者，阳气之极也，故得三阳之脉。洪指脉之势，大指脉之形，长指脉之位。此三者皆得阳之极，方为太阳。

"太阴之至，紧大而长。"太阴者，为夏至之后。夏至则一阴生，这天是一年之中，白天最长的一天。这天之后，白天渐短，而夜晚渐长。但未必是一年之中天气最热的时候。最热的时候是在这天之后的"处暑"。正是属于太阴之时，这段时间的特点是既湿且热。按《素问·脉解》之论则曰："病胀""食则呕者"。故以体质言，则是湿重。阳气主生发，从内而生；阴气主降敛，则从外而收。故此时脉象为，紧大而长，紧为收敛之形，长大为未尽之阳气。《易经》曰"亢龙有悔"，《灵枢·论疾诊尺》曰"重阴必阳，重阳必阴"，此之谓也。

"少阴之至，紧细而微。"少阴者，阴气渐重之意。此时天气已经转凉，人身之正气则内敛。脉随正气而变。阴气之肃降则脉紧，阳气之内藏则脉细。微者阳气之弱，封藏固纳未尽之意也。

"厥阴之至，沉短而敦。"厥阴者，厥为尽之意。此时人身纯为阴气之主，大气封藏已固。敦者沉重也，沉为脉位，短为脉形，敦为脉势，皆为纯阴之象，则为厥阴。

故本难论脉之变化，乃以人体正气的变化，类比于天气而形成，所以原文既不说平脉，也不说病脉，而说是"皆王脉也"。意思是，这些脉象在特定的时空出现，即为平脉，反之则为病脉。然则，以六气论脉象之变化，显然与四时五脏之春浮、夏洪、秋毛、冬沉，属于不同的理论体系。如果将《黄帝内经》的相关内容与本难的相关内容相互比对，可以见到从季节方面古人有四季脉法，还有五季脉法，本难则可称为六季脉法。种种诊脉方法，分类法则固不相同，但因为人身一也，故其实质内涵一致，无非人与天地相应。这些脉法都体现了人体气血在天气变化之时的变化，而这也是不同季节脉法体系可以互通的本质上的原因。

【前人著述】

《素问·玉机真脏论》 春脉如弦，夏脉如钩，秋脉如浮，冬脉如营。

《素问·平人气象论》 春胃微弦曰平，夏胃微钩曰平，长夏胃微软弱曰平，秋胃微毛曰平，冬胃微石曰平。

八难

【原文】

曰：寸口脉平而死者，何谓也？

然：诸十二经脉者，皆系于生气之原，所谓生气之原者，谓十二经之根本也，谓肾间动气也，此五脏六腑之本，十二经脉之根，呼吸之门，三焦之原。一名守邪之神。故气者，人之根本也，根绝则茎叶枯矣，寸口脉平而死者，生气独绝于内也。

【释义】

本难是从"寸口脉平而死"引出了生气之原的概念。生气之原，后世简称为原气，别名守邪之神。它的重要性是：十二经脉之根，五脏六腑之本，人体呼吸的关键，也是三焦之气的本原。而生气之原的本质，则是肾间动气。

【问难】

如何理解肾间动气?

本文实际上提出了一个奇怪的问题:如果寸口脉是正常的,人为什么会突然死掉?这不就是承认"舍脉从症"的可能性吗?如果熟悉《难经》就会知道,在后文如《难经·十七难》《难经·二十一难》都在否定"舍脉从症"的观点。可见本难并不认可舍脉从症,而是从另一个角度,强调肾间动气的重要性。那么,肾间动气是理论想象,还是客观存在呢?

本难提出的"肾间动气"的概念,指出了肾间动气的重要性,却并未否认寸口脉的重要性。而只是利用了寸口之气的概念,建立起与之相对应的肾间动气的概念。从认识上提出了:以寸口之气主外,肾间动气主内;寸口之脉主形,肾间动气主神的观点。强调人体的气血变化,是"以内为本,以外为标""以神为本,以形为标"。既然寸口之气是客观的寸口之脉的搏动,是触之可得的,那么肾间动气是不是也有脉动的特点,也是触之可得的呢?事实上,人们是可以在下腹正中,两肾之间摸到一个异常强烈的、不停跳动着的脉动点。从现代医学的认识可以知道,这个脉动点就是腹主动脉。腹主动脉的跳动与心跳和寸口脉的跳动是一致的,所以可称为"十二经脉之根"。原文也提出了肾间动气还是"呼吸之门",这又从何解释?从现代医学的角度看,腹肌本身就是呼吸肌,人做腹式呼吸都需要腹肌的参与。所以,呼吸之门的提法,也从另一个侧面证实了肾间动气的位置就在小腹。

本难也提出此肾间动气,是生气之原、三焦之原,故曰原气。类似的内容又见之于《难经·三十六难》,谓肾有两枚,并指出:"其左者为肾,右者为命门。命门者,诸神精之所舍,原气之所系也,男子以藏精,女子以系胞。"在此处将肾的功能做了区分,认为左边的肾,完成的是五脏六腑体系中肾的功能;右侧的肾,完成的是肾主生殖相关的内容，还是精神生命的根本，所以才是原气之所在。类似的论述又见于《难经·六十六难》："脐下肾间动气者，人之生命也，十二经之根本也，故名曰原。"这段文字与本难基本相同，一个说是"脐下肾间动气"，一个说是"肾间之动气"，对临床医生来说，这就是同一个意思。在正常查体时，可以在脐下很明显地摸到腹主动脉的搏动，当然这个位置也在两肾之间。重要的是，这种感觉活人才有，人死了就摸不到了。所以，古人以此为"生命之本"一点也不奇怪。问题在于，一旦将原气与命门联系，命门就出现了两个不同的位置：一个在脐下、肾间，一个在右肾。事实上，对这个问题后世医家又多有辩驳。关键在于，不论原气在什么位置，其对人体的重要性是等同的。最后结论则是，固然肾间动气是明确的，但原气在哪里？在《难经》之后，古人还是有一个很长的犹豫与选择的过程。

【前人著述】

黄竹斋《难经会通》 　肾间动气，谓内肾之下，外肾之上，中间之动气。

滑寿《难经本义》 　此篇与第一难之说，义若相悖，然各有所指也。一难以寸口决生死者，谓寸口为脉之大会，而谷气之变见也。此篇以原气言也，人之原气盛则生，原气绝则寸口脉虽平犹死也。原气言其体，谷气言其用也。

九难

【原文】

曰：何以别知脏腑之病耶？

然：数者，腑也；迟者，脏也。数则为热，迟则为寒。诸阳为热，诸阴为寒。故以别知脏腑之病也。

【释义】

本难的意思是利用脉搏的速度，来判断疾病的性质与部位属性，并认为数脉主热，主疾病在腑；迟脉主寒，主疾病在脏。

【问难】

临床上，可以用迟脉与数脉来区分疾病的在脏或在腑吗？

从本难的文字上我们不难得出对这个问题的回答。是的，就是应该用脉搏的速度来区分疾病的在脏或在腑。那么，这是真的吗？

按现代的观点，寸口三部九候脉法是相对后期的诊脉方法，更早的则是周身三部九候脉法与十二经脉脉法。在周身三部九候脉法与十二经脉脉法中，每一个脏的经脉都有其专门的诊脉点，每一个诊脉点也会有迟脉与数脉的变化，此时的迟脉及数脉无非指寒或者热，而不具有在脏在腑的指向。只有当某一具体的脉诊点，既指代脏又指代腑时，才有了以脉搏的速度分别指向在脏在腑的需要。因此，本难此论当为理论推衍之作。

本论中问题的关键是以迟数定脏腑。显然，这种观点是为寸口三部九候脉法服务的。即某一部脉位既主脏又主腑，迟数定脏腑的观点才有可能存在。如左寸脉主心与小肠，脉数则病在小肠，脉迟则病在心。又如左关脉主肝与胆，则左关诊得数脉即是病邪在胆，左关诊得迟脉则病邪在肝。它的内在逻辑是，脏为阴，腑为阳；

迟为阴，数为阳；寒为阴，热为阳。因此数脉主腑属热，迟脉主脏属寒，这是典型的分类归纳的方法。问题在于，这种方法直接否认了肝可以有热疾，小肠可以有寒疾的可能性。显然，这种认识与周身三部九候脉法、十二经脉脉法这些遍诊法的认识是不兼容的，也与后世的临床实践不相符。《灵枢·师传》就有"胃中热""肠中热""胃中寒""肠中寒"；又有"胃中寒"合并"肠中热"，"胃中热"合并"肠中寒"。显然，这么复杂的情况，用本难的方法来诊查，确是无从下手。另外，按本难的方法，将脏病固定为寒，将腑病固定为热，又与后世的某些观点相出入。如一些学者认为，在南北朝时代，曾有凡脏疾皆热，腑疾皆寒的观点，这也就是温胆汤的由来。故隋唐时期的典籍《备急千金要方》《外台秘要》皆云："大病后，虚烦不得眠，此胆寒故也。"从以上这些内容可知，推衍之说是极不可靠的。

张仲景在《伤寒论·辨脉法》依然复述了本难的观点。原文为："寸口脉浮为在表，沉为在里，数为在腑，迟为在脏。假令脉迟，此为在脏也。"再往后，持类似观点的论述就少了。在后世脉诊中，一般认为分别疾病在脏在腑的关键并不在脉的迟数，而在于诊脉的部位、脉象的浮沉与特征性脉象的出现（见《难经·十难》）。所以，《四言脉诀》云"浮脉主表，腑病所居"，又有"沉脉主里"之论。现代中医则认为，五脏五腑皆有寒热之症。如胃有寒证也有热证，肾有寒症也有热症，各有治法，丝毫不乱。所以后世的脉学，绕过了本难的内容，直接接续到了《黄帝内经》的认识。

虽然后世医家不再提：脏为寒，腑为热。但这条条文仍然对后世造成影响。也就是在这里，明确提出了"数脉为热，迟脉为寒"，后世将这条条文记入现代《中医诊断学》教材。不过清代林之翰《四诊抉微》则进一步提出"迟脉应知有热，数脉应知有寒"。笔者则进一步提出"迟数不主寒热论"①。

【前人著述】

黄竹斋《难经会通》 此只以脏腑阴阳之大要言之，实则脏亦有热病，腑亦有寒病也。

十难

【原文】

曰：一脉为十变者，何谓也？

然：五邪刚柔相逢之意也。假令心脉急甚者，肝邪干心也；心脉微急者，胆邪干小肠也。心脉大甚者，心邪自干心也；心脉微大者，小肠邪自干小肠也。心脉缓甚者，脾邪干心也；心脉微缓者，胃邪干小肠也。心脉涩甚者，肺邪干心也；心脉微涩者，大肠邪干小肠也。心脉沉甚者，肾邪干心也；心脉微沉者，膀胱邪干小肠也。五脏各有刚柔邪，故令一脉辄变为十也。

【释义】

本难只是一个示例，作者认为五脏各有特定的诊脉之位，每个脉位又各有十种不同的脉象变化以合五脏五腑。将五个脏腑的脉位，与十个脏腑的脉象交织起来，就可以得到基本的脏腑辨证的结

---

① 周达君：《脉诊导论》（第2版），人民卫生出版社，2018年，第212页。

构。因为内容过于繁杂，故仅用心脉来作示例。利用心脉这一个脉位点，通过诊查到的不同的脉象变化，来判断五脏五腑的相互关系，以及患者的病变情况。

【问难】

如何从一部脉中辨知脏腑的状态？

在《难经》的文字中，多次出现"十变"的论述。可以想象，"十变"应当是《难经》之前的一本著作，其内容主要讲五脏五腑的生理及病理关系。与脉诊相关的内容，只是其中的一部分。

本难则是寸口三部九候脉法之中，使用脏腑辨证的经典论述。本难也是脏腑辨证的出发点，直接与《中医诊断学》中脏腑十大关系相承接。其认识模型如下。

首先，将脏腑的判定方法分为两种模式。一种是脉位，分别为心脉、肝脉、脾脉、肺脉、肾脉，五腑脉附属于五脏脉脉位。另一种是脉感，以急脉属肝（类于后世之弦脉）、大脉属心（类于后世之洪大脉）、缓脉属脾（类于后世之濡缓脉）、涩脉属肺、沉脉属肾；以五腑脉相类比于五脏脉，故有胆脉微急、小肠脉微大、胃脉微缓、大肠脉微涩、膀胱脉微沉。其次，以脉位为主，以脉感为客，两两配对。这样每一个脉位，即出现十种脉感的配合，即是一脉十变。值得注意的是，这种搭配的原则：①脏与脏合，腑与腑合。即五脏只与五脏相合，六腑只与六腑相合。即心脉的脉位点只能为五脏之邪相干。若心脉位出现了从属于五腑之邪的脉象，则此时心脉位自动转换为小肠之位。也就是说在这个体系之中，是严格的脏腑定位。不允许"肝胃不和"这种概念的出现。②邪气与正气没有明确的概念上的划分。本条之中，脏气与邪气没有明确的区别。如大脉为心脉之气，入其他脉位，即是心邪入干某脏之气也。若大脉入心脉之位，则是心邪自干心也。③脏腑之气可以因五行生克的方向，出现双向干扰。在这个脉诊辨证体系之中，因为脉位与脉象是两种不同的分类方式。所以脏邪之间的相互干扰是双向的。即肝气可以侵犯脾位（肝木克脾土），脾气也可以侵犯肝位（脾土反侮肝气），与肝脾不和的单纯指向木克土不同。同样道理，既可以心气入肝木之位，也可以肝气入心火之位。

本难是最早将脉证与脏腑辨证相结合的内容，却并非无本之木，如果我们将此文与《灵枢·邪气脏腑病形》中"心脉：急甚者为瘛疭；微急，为心痛引背，食不下。缓甚，为狂笑；微缓，为伏梁，在心下，上下行，时唾血。大甚，为喉吤；微大，为心痹引背，善泪出。小甚为善哕；微小为消瘅。滑甚为善渴；微滑为心疝引脐，小腹鸣。涩甚为喑；微涩为血溢，维厥耳鸣，颠疾"相比较，会发现从脉位、脉象与症状的表达来看，这两段文字是高度相似的；但从疾病角度对临床现象的汇总与解释看，则二者截然不同。《灵枢·邪气脏腑病形》纯粹从脉象与临床症状相关性的角度出发，来解释临床脉象，并确定病名。而《难经》本难则是先拟定一套理论，然后从该理论出发，从脏腑的相互关系来阐述对临床脉象的解释。这时，临床症状就变成一个从属项，隐含于脏腑关系之中。这也反映了中医理论是从简单到复杂，从实践到理论的一个不断循环的过程。这也是脏腑概念从具体的形态转化为功能单位，进而转化为大系统概念的重要转折点。

值得注意的是，本难中对脉象的描述，已经与《黄帝内经》出现差别。因为《黄帝内经》中的脉诊体系以遍诊法为主，故《灵枢·邪气脏腑病形》所述五脏脉，也应当建立于周身遍诊法的基础之上。而《难经》则因为已经建立起寸口三部九候脉法，见《十八难》；本难内容，也应建立于寸口三部九候脉的脏腑定位法之上。又有《灵枢·邪气脏腑病形》之脉论"急"是劲急[1]，类于弦，主

---

① 周达君：《脉诊导论》，人民卫生出版社，2011年，第74页。

痛，而《难经》弦为肝之气。于是，"急甚者为瘕疝；微急，为心痛引背"与"心脉急甚者，肝邪干心也"相互照应。如按《灵枢·邪气脏腑病形》中缓是缓纵，主热，类似于大脉，而《难经》本难中大脉为心之气，五声之中心气主"笑"，于是（心脉）"缓甚，为狂笑"也与"心脉大甚者，心邪自干心也"相合。这样可以看到《黄帝内经》所述缓脉为热象。但本难之中，以大脉为热象应心；以缓脉为湿象应土。

【前人著述】

滑寿《难经本义》　　五邪者，谓五脏五腑之气，失其正，而为邪者也。刚柔者，阳为刚，阴为柔也。刚柔相逢，谓脏逢脏，腑逢腑也。

王九思等《难经集注》　　其一脉十变之法，是师引此一部之中二经说此。五邪相干为之十变。凡两手三部，各有二经。六部之内，各有五邪十变也。故从其首，计其数，六部十变也。数有六十，是谓六十首也。黄帝曰：先持阴阳，然后诊六十首之谓也。

十一难

【原文】

曰：经言：脉不满五十动而一止，一脏无气者，何脏也？

然：人吸者随阴入，呼者因阳出，今吸不能至肾，至肝而还，故知一脏无气者，肾气先尽也。

【释义】

本难提出了脉动歇止的问题。认为脉搏跳动50次以上停一下，是正常的脉象。如果脉搏跳动不满50次，即有歇止，则为病脉。

【问难】

肾在呼吸中的作用是什么？

从本难的字面意义上看，其问题当出自《灵枢·根结》篇。原文为："持其脉口，数其至也。五十动而不一代者，五脏皆受气。四十动一代者，一脏无气。三十动一代者，二脏无气……"原问题仅仅强调了"四十动一代者，一脏无气"，并未明言何脏无气。当然，本难的回答则说得清楚，此脏即是肾脏。字面上的意思是清楚的，但其背后认识论是什么呢？

从现代医学的角度上来看，本难最重要的是提出了"心律不齐"的问题，并且提出心脏的期前收缩有生理性与病理性之分。这个问题是在有了动态心电图之后，才被现代医学所注意。一般认为期前收缩在每分钟小于5个或每小时小于30个，是在正常范围。如果说，正常情况下心率为60～100次/分。则中国古人对期前收缩的认识为"满五十动一止，则是常脉"，这是操作性很强的，也是很有道理的。再向下的推理，则是纯中医的内容了。

本难认为，当人呼吸时，天气清气，沿五脏顺序依次而入，最深则为肾。故原文云"至肝而还"。从古人对脏腑的设定而论，肺心脾肝肾，以肺为最浅，肾为最深。当然，这个概念与中医传统对五脏与脉诊层次的认识是一致的，见《难经·四难》《难经·五难》。有意思的是，当人直立时，五脏从上到下的排列顺序确实与此相仿。这样我们也就知道了其余几个问题的答案，"三十动一代者，二脏无气"，此二脏即为肝与肾，其余则依次类推。

现代医学的知识告诉我们，腹肌也是呼吸肌。当我们深呼吸时，一定会有腹肌做功与腹部的运动。以脏腑位置而言，清气从上受，肾是最下位的脏器，与主司呼吸的肺离得最远。这样就很容易得出，肾气才是呼吸原动力的结论，这也是《难经·八难》中以肾间动气为原气根本之所在。因为有"呼吸定息"（《灵枢·五十营》）这个概念的存在，自然可以得出，当脉象变化时，最初的异变当归之于肾气不足。这样本难的结论"一脏无气者，肾气先尽也"就与《难经·四难》"呼出心与肺，吸入肾与肝"的认识达成一致。

一旦形成了肾气为呼吸的根本这个认识，肾主纳气的观点，自然也就呼之欲出了。明代张景岳在《景岳全书·传忠录》中曰："肺出气也，肾纳气也，故肺为气之主，肾为气之本也。"清代林珮琴《类证治裁·卷二》则曰："肺为气之主，肾为气之根，肺主出气，肾主纳气，阴阳相交，呼吸乃和。"

【前人著述】

《灵枢·五十营》 故人一呼脉再动，气行三寸；一吸脉亦再动，气行三寸；呼吸定息，气行六寸。十息，气行六尺；二十七息，气行一丈六尺二寸，日行二分；二百七十息，气行十六丈二尺，气行交通于中，一周于身，下水二刻，日行二十有奇。

黄元御《难经悬解》 今吸不能至肾，至肝而还，则五十动中必见代止，故知一脏无气者，肾气先尽也。由肾而肝，由肝而脾，由脾而心，由心而肺，其次第也。

十二难

【原文】

曰：经言五脏脉已绝于内，用针者反实其外；五脏脉已绝于外，用针者反实其内。内外之绝，何以别之？

然：五脏脉已绝于内者，肾肝气已绝于内也，而医反补其心肺；五脏脉已绝于外者，其心肺脉已绝于外也，而医反补其肾肝。阳绝补阴，阴绝补阳，是谓实实虚虚，损不足益有余。如此死者，医杀之耳。

【释义】

本难讲的是用针刺的治疗方法和与脉象相关联的技巧，其本质上的规则是"补不足以损有余"。

本难以心肺为阳为外，肝肾为阴为内。故认为：内虚即当补肝肾，外虚则当补心肺，否则即为实实虚虚。患者因为错误治疗所造成的伤害而死，为医者之误。

【问难】

本难之中虚实内外的理解为何？

本难问题原出于《灵枢·九针十二原》。原文曰："凡将用针，必先诊脉，视气之剧易，乃可以治也。五脏之气已绝于内，而用针者反实其外，是谓重竭。重竭必死，其死也静。治之者，辄反其气，取腋与膺；五脏之气已绝于外，而用针者反实其内，是谓逆厥。逆厥则必死，其死也躁。治之者，反取四末。"此处虚实与内外的意义明确：所谓虚实当指脉气之虚实；文中所言"内"则指躯干及脏腑，外则指四肢。在《灵枢·小针解》中关于虚实内外，又有另一种说法："所谓五脏之气已绝于内者，脉口气内绝不至，反取其外之病处与阳经之合，有留针以致阳气，阳气至则内重竭，重竭则死矣。其死也，无气以动，故静。所谓五脏之气，已绝于外者，脉口气外绝不至，反取其四末之俞，有留针以致其阴气，阴气至则阳气反入，入则逆，逆则死矣。其死也，阴气有余，故躁。"此处之"内外"，除了躯干与四肢之外，又加上了阴经与阳经、阴气与阳气的解释，其治则在阳经之"合"穴与阴经之"俞"穴。

本难的认识特点，则是将五脏本身再分内外。按《黄帝内经》中五脏各有其脉诊之位，诊法则以三部九候脉法与十二经脉脉法之遍诊法为主，而五脏之气皆属于阴气阴经。所以，如果依照《黄帝内经》的诊脉方法，以五脏之脉再分内外，则不合理。反过来，依《难经》之论以脉之深浅定五脏，就合理多了。这也有两条路线，一是以心肺为阳，肝肾为阴，这属于五脏阴阳定位的问题，在《素问·金匮真言论》已有论述。另一个则是，从组织层面来讨论，则心肺属浅层，浮脉主之为外；肝肾居深层，沉脉主之为内。当然，这种认识方法只能建立于寸口三部九候脉法已经成形的基础之上。

如果，仅从字面上看，本难所述之：以外为心肺，以内为肝肾，难以让人理解。然从本难所述之脉诊技巧看就明白而通顺。以心肺为外，肝肾为内，承接了《难经·四难》《难经·五难》《难经·十一难》的认识，将人体五脏按内外深浅进行了划分。认为五脏之位，以心肺为上，肝肾为下；五脏之气，则心肺为表，肝肾为里。自然五脏之脉，也是心肺之脉为"表、浅、外"，属阳，肝肾之脉为"里、深、内"，属阴。在此基础之上，才建立了"阳绝补阴，阴绝补阳，是谓实实虚虚"的认识。进一步指出了误诊误治的后果，提出医者审病处方的重要性。

《灵枢·小针解》本身就是对《灵枢·九针十二原》的注释之作。将三种认识放在一起，就可清楚地看到中医理论反复迭代进化的演变过程。此处我们还要注意的是，此处的五脏脉并不是五脏本身，只是五脏之气在寸口脉的投射。明代李时珍在《脉诀考证》中云："两手六部皆肺经之脉，特取此以候五脏六腑之气耳，非为五脏六腑所居之处也。"本难所述的虚虚实实的问题在八十一难中，又有进一步的阐述。

【前人著述】

滑寿《难经本义》 此《灵枢》以脉口内外言阴阳也。越人以心、肺、肾、肝内外别阴阳，其理亦由是也。

王九思等《难经集注》 吕曰：心肺所以在外者，其脏在膈上，上气外为荣卫，浮行皮肤血脉之中，故言绝于外也。肾肝所以在内者，其脏在膈下，下气内养筋骨，故言绝于内也。丁曰：夫五脏内外者，为心肺在膈上，通于天气也。心主于脉，肺生于气，外华荣于皮肤，故言外也。肾肝在下，通于地气，以藏精血，最与骨髓。

十三难

【原文】

曰：经言见其色而不得其脉，反得相胜之脉者，即死，得相生之脉者，病即自已，色之与脉当参相应，为之奈何？

然：五脏有五色，皆见于面，亦当与寸口尺内相应，假令色青，其脉当弦而急；色赤，其脉浮大而散；色黄，其脉中缓而大；

色白，其脉浮涩而短；色黑，其脉沉濡而滑。此所谓五色之与脉，当参相应也。

脉数，尺之皮肤亦数；脉急，尺之皮肤亦急；脉缓，尺之皮肤亦缓；脉涩，尺之皮肤亦涩；脉滑，尺之皮肤亦滑。

五脏各有声色臭味，当与寸口尺内相应，其不应者病也。假令色青，其脉浮涩而短，若大而缓为相胜，浮大而散，若小而滑为相生也。

经言：知一为下工，知二为中工，知三为上工；上工者十全九，中工者十全七，下工者十全六，此之谓也。

【释义】

本难的认知方法与《难经·十难》一脉十变的认知理念是相似的。即将五行五脏体系，分定于数种不同的诊治体系，然后从排列组合的角度出发两两配对，来对病情进行判断（表7）。此处则主要强调，通过五行生克的角度来对疾病的预后进行预判。

本难内容从临床现象的自然属性对五行五脏进行了规定。行文之中，虽是两两配对，却是以脉诊为中心，提出了三个表达脏气的方法，分别是面色、脉象、尺肤。同时从五行脏气本色的角度，对不同诊法的五行属性进行了规定。

表7　五行五脏色脉相应、尺脉相应

五行	面色	脉象	尺肤	脉象
木	色青	脉当弦而急	尺之皮肤亦急	脉急
火	色赤	脉浮大而散	尺之皮肤亦数	脉数
土	色黄	脉中缓而大	尺之皮肤亦缓	脉缓
金	色白	脉浮涩而短	尺之皮肤亦涩	脉涩
水	色黑	脉沉濡而滑	尺之皮肤亦滑	脉滑

本难进一步提出，基于五行五脏的理论，这种方法是可以在更为广泛的空间中进行类推的。比如，五脏与五声的关系，五脏与臭

味的关系。但其中的核心则是寸口脉与尺肤。

最后，则是从医者掌握不同诊断方法的角度，对医者的临证能力的评判。本难提出了三种诊病方法，故称为"知一为下工，知二为中工，知三为上工"。即只知道一种诊病方法的医者是下工，能够知道及使用两种诊病方法的医者是中工，能够熟练掌握三种诊病方法的则是上工。当然，也可以从临床疗效来判断医者的水平，即"上工者十全九，中工者十全七，下工者十全六"。

【问难】

如何将五行理论用于临床实践？

本难的内容皆见于《灵枢·邪气脏腑病形》，是以临床具有多种不同的诊查疾病的方法为基础来立论的。认为临床上可以将几种不同的诊病方法同时使用。理论上，不同的诊察方法，其临床与医理上的意义都应该是相当的，可以相互参照。但是，如果几种不同的方法所得到的结论不相一致，则可依此判断疾病的预后。

本难主要描述了脉象、面色、尺肤三种诊法的关联度。脉象与面色的关联是以五脏五行的理论建立的。五脏与脉象的关系前文已经有论述。《难经·四难》曰"浮而大散者心也，浮而短涩者肺也……"将此五脏脉与五行五色相配，即成为本难中脉象与面色相参的内容。尺肤诊法，强调的是患者皮肤的张力、湿度、温度等要素，难以从五行的角度来总结。于是，作者直接从医者的感觉立论。从医者感觉的角度我们可以明白：尺肤数有灼热的感觉，尺肤急是紧张度高，尺肤缓是松弛，尺肤涩是干涩，尺肤滑是光滑。

因为诊尺肤这种皮肤的感觉，与脉象的跳动完全不同，所以我们会看到，诊尺肤与脉象的变化有勉强之处。如"脉数，尺之皮肤亦数"，就比较勉强，因皮肤本身不会动，也就无快慢之感觉。如果，改为"尺之皮肤浮散"就顺畅很多。另外，此处出现了缓为脾脉的问题。《灵枢·邪气脏腑病形》云："诸急者多寒；缓者多热",所以"缓"当作缓纵来解释,是火象的表现。本难之缓,以应脾色黄,故"缓"当作舒缓讲,是土象的表现。故《灵枢·邪气脏腑病形》所述之"缓"脉,与本难所述之"缓"脉其意已经不同。同样道理,本难所述之"滑"脉为水湿之象,故色黑属肾。《灵枢·邪气脏腑病形》则曰"滑者阳气盛,微有热",与本难之滑,也不相同。事实上,《灵枢·邪气脏腑病形》所述之尺肤六变为"急、缓、减而少气、贲而起、滑、涩"六变,对应"急、缓、小、大、滑、涩"六脉。与本难所述之五行五脏的类比已经不同。相对而言,《黄帝内经》的认识更偏向于临床实践。而《难经》的认识则更倾向于理论的推衍。不过看起来,仅从此处之脉法归类而言,《难经》对后世的影响更大。

本难指出"五脏各有声色臭味",认为通过五行归类的方法分析事物具有普遍性。显然,这种对五行归类的认识源于古人的世界观。通过观察五脏的"声色臭味"都有可能成为判断病情的方法;同时,通过五行归类,这些方法之间都有内在的相通性。在《难经·十六难》又阐述了以五行为内核,将脉诊、外证、内证、病证相互参照,判断病情与预后的方法。具体做法,就是将通过不同方法得到的结论用五行归类,然后从相生或相克的角度,来对疾病预后进行判断。认为将脏气分属五行的认识一旦确立,则不同诊断的五行归类,若是相克关系则为不吉,若是相生关系则为吉。如色青属肝为木,脉浮涩而短为肺,若大而缓为脾。此处之肺金克肝木,肝木克脾土,为相克关系故不吉。色青属肝为木,脉浮大而散为心,若小而滑为肾。此处之肝木生心火,肾水生肝木,为相生关系故吉。在后文《难经·七十五难》再次出现了通过五行归类来论述疾病变化的认识,不过在那里不仅有五行归类,还有脏气虚实的概念,本难则仅仅使用了脏气外露的概念。

【前人著述】

王九思等著《难经集注》 吕曰：五脏一病辄有五。今经载肝家一脏为例耳。解一脏为下工，解二脏为中工，解五脏为上工。丁曰：上工者，谓全知色、脉、皮肤三法相生相胜本如。

十四难

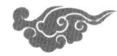

【原文】

曰：脉有损至，何谓也？

然：至之脉，一呼再至曰平，三至曰离经，四至曰夺精，五至曰死，六至曰命绝，此至之脉也。何谓损？一呼一至曰离经，再呼一至曰夺精，三呼一至曰死，四乎一至命绝，此损之脉也。至脉从下上，损脉从上下也。

损脉之为病奈何？

然：一损损于皮毛，皮聚而毛落；二损损于血脉，血脉虚少，不能荣于五脏六腑；三损损于肌肉，肌肉消瘦，饮食不能为肌肤；四损损于筋，筋缓不能自收持；五损损于骨，骨痿不能起于床。反此者，至脉之病也。从上下者，骨痿不能起于床者死；从下上者，皮聚而毛落者死。

治损之法奈何？

然：损其肺者益其气；损其心者，调其荣卫；损其脾者，调其饮食，适其寒温；损其肝者，缓其中；损其肾者，益其精，此治损之法也。

脉有一呼再至，一吸再至；有一呼三至，一吸三至；有一呼四至，一吸四至；有一呼五至，一吸五至；有一呼六至，一吸六至；有一呼一至，一吸一至；有再呼一至，再吸一至；有呼吸再至。脉来如此，何以别知其病也？

然：脉来一呼再至，一吸再至，不大不小曰平；一呼三至，一吸三至，为适得病，前大后小，即头痛目眩，前小后大，即胸满短气。一呼四至，一吸四至，病欲甚，脉洪大者，苦烦满，沉细者，腹中痛，滑者伤热，涩者中雾露。一呼五至，一吸五至，其人当困，沉细夜加，浮大昼加，不大不小，虽困可治，其有大小者为难治。一呼六至，一吸六至，为死脉也。沉细夜死，浮大昼死。

一呼一至，一吸一至，名曰损，人虽能行，犹当着床，所以然者，血气皆不足故也。再呼一至，再吸一至，呼吸再至，名曰无魂，无魂者当死也，人虽能行，名曰行尸。

上部有脉，下部无脉，其人当吐，不吐者死。上部无脉下部有脉，虽困无能为害。所以然者，譬如人之有尺，树之有根，枝叶虽枯槁，根本将自生，脉有根本，人有元气，故知不死。

【释义】

本难实际上有三个内容，前两个内容是如何界定损至脉，损至脉的临床意义与处理损至脉的一般原则，第三个内容则是对"脉有根本"的认识。

所谓的损至脉就是古人关于心跳节奏的一种认识。但本难却提供了两种观点。

第一种观点认为损至脉的定义仅与脉搏和呼吸的频率相关，心率过快叫作至，心率过缓叫作损。有意思的是本论点中，损与至是相互对应的。一呼再至曰平；一呼三至与一呼一至皆曰离经；一呼四至与再呼一至皆曰夺精；一呼五至与三呼一至皆曰死；一呼六至与四乎一至皆曰命绝。临床上基本不可能见到患者心率低于10次/分的可能性，可知此种对损至脉的定义更多具有理论推衍的性质。

第二种观点则认为对损至脉的认识，不仅仅是脉搏本身，还应加上脉象的变化，才能得到明确的临床意义。

本难的第三部分，则提出了上部脉与下部脉的划分。一方面重述了补虚泻实的重要性，认为"上部脉有脉，下部无脉，其人当吐，不吐者死"。另一方面，提出下部脉，亦即尺脉为诸脉之根，为后世脉法中"胃神根"的提法，给出了最早的依据。

【问难】

如何判定古人建立的不同理论的可行性？

本难的内容也来源于《黄帝内经》，然细节则有所不同。《素问·平人气象论》曰："人一呼脉再动，一吸脉亦再动，呼吸定息，脉五动，闰以太息，命曰平人。平人者，不病也。常以不病调病人，医不病，故为病人平息以调之为法。人一呼脉一动，一吸脉一动，曰少气。人一呼脉三动，一吸脉三动而躁，尺热曰病温，尺不热脉滑曰病风，脉涩曰痹。人一呼脉四动以上曰死，脉绝不至曰死，乍疏乍数曰死。"说明古人很早就注意到心率与呼吸频率之间有特定的比例关系，并通过对这种比例关系的分析，来诊断疾病、判断预后。

本难的内容，是对损脉与至脉这两种脉象的解释。从《难经》作者的角度来看，这时他遇到了一点麻烦。即对于损至脉的认识，作者见到了两种不同的资料。从内容上看，这两份资料对损至脉的定义大致相同；但对损至脉的临床价值，则出现了两种不同的认识。作者最后的选择则是，将两种观点都记录下来，作为给后人的参考。从现代医学的角度来看脉率的问题。正常情况下：成人的心率是60～100次/分，比较理想的心率则为60～80次/分。正常成人静息状态下呼吸为16～20次/分，每分钟呼吸与脉搏比率为1：4。如果按古人的算法，"一呼再至曰平"，这个认识与现代医学的认识是相当的。我们以这个论点为基础，来对本难的两个观点做一个评判。

对于至脉的评判。第一种观点认为："一呼三至曰离经"就是呼吸与脉搏的比率为1：6，心率为100～120次/分。"四至曰夺精"就是呼吸与脉搏比率为1：8，心率为130～160次/分。"五至曰死"就是呼吸与脉搏比率为1：10，心率为160～200次/分。"六至曰命绝"心率为200～240次/分。由于人在情绪激动与发热时，呼吸也会加速，所以实际的心率会更快一些。我们现在知道慢性房颤的患者，其心房率为300～500次/分，心室率为100～160次/分。所以，五至脉的出现，以及在普通门诊时发现五至死脉是完全可能的。这样，不仅仅依赖于心率的变化，同时依据脉象的变化，进一步判断疾病的变化也就成了可能。第二种对至脉的观点分析如下：心率为100～120次/分，为刚得病之病脉。

当医者需要判断病症变化时，则需要根据脉的形态做进一步划分。将关部划分至寸尺两部。如果寸脉脉形阔大，尺脉脉形细小，患者即会出现头痛目眩的症状。如果寸脉形态细小，反之尺脉脉形阔大，则会出现胸满短气的症状。当然，我们知道此时之头痛目眩，必是风痰上扰清窍所致；而胸满短气，则是胸阳不振，肺气不宣之结果。当心率为130～160次/分时，疾病就明显加重了。此时的寸口脉已经无尺寸之分，只有不同的脉象之别。若脉形洪大者，症状为心烦而周身胀满不适，此正是热气过盛，阳气浮越之象。若脉象沉细，则会出现脐腹中疼痛等症状，此则是正气不足，虚寒内生之象。人身以腹为里，里气不足，故有腹中疼痛之象。若此时脉象滑大，则提示患者伤于热邪，可见数脉并非热之专脉，只有洪数或滑数之脉才是热邪的证据。如果此时出现涩脉，则提示患者是伤于雾露之邪。所谓雾露之邪，一从上受从肺而入，一从下侵缘肾而起，此二者皆有寒湿之象，故此"涩脉"必不是后世所云血瘀证之涩脉，而单指脉来不流畅。《灵枢·邪气脏腑病形》提到"涩者多血少气，微有寒"正与此同。当心率达到160～200次/分时，患者早就已经出现急性心衰了，自然也就卧床不起，故曰"其人当困"。若此时脉来沉细，则说明病为阴邪，则逢阴时症状加重、明显。若脉来浮大，病属阳邪，应阳时则白天加重。若脉来不大不小，虽然病情较重，但正气不竭，邪气不盛，则仍有治疗的机会。如果患者心率达到200～240次/分，在当时医疗条件下自然已经是死候了。此时，可以从脉象的情况判断患者死去的时间，脉沉细者属阴，说明患者当死于夜间阴时，故曰"沉细夜死"，脉浮大者属阳，说明患者当死于白天阳时，故曰"浮大昼死"。

对于损脉的判断，第一种观点完全符合五行五脏的认知模型。即一损损于皮毛，二损损于血脉，三损损于肌肉，四损损于筋，五损损于骨。这也是按照"肺心脾肝肾"的深浅而分的，合于《难经·四难》《难经·五难》《难经·十一难》的认识。但是从临床实践上来看："一呼一至曰离经"是呼吸与脉搏的比率为1∶2，心率30～40次/分。"再呼一至曰夺精"，呼吸脉搏比率为1∶1，心率为16～20次/分。这几乎已经是人类心率的最低值了。"三呼一至曰死，四呼一至命绝"临床上基本是见不到的，所以在第一种观点中，这两种情况基本上是推衍而来，只是为了与至脉的定义相对应。而关于损脉的第二种观点，"再呼一至，再吸一至"就已经判定为无魂，"无魂者当死也"。心率低至此处就结束了。同时，此处的至脉又可以从脉象变化上，参照不同的临床症状，进一步分为不同的病理与病机内容。

当我们以现代医学的知识作为标准，来评判古人的认识时，就会发现第一种观点理论推衍的成分偏多，实践中的操作性差。第二种观点，实践总结的成分多，可操作性强。这样，也就解决了《难经》作者的困惑，即在临床实践中，当以第二种观点为主。这时，我们又对脉搏的频率有了更多的认识，即数脉不一定是专主热的脉象，根据兼杂脉象的不同，数脉既可见于寒症，也可见于热症。而滑脉也可以主热，涩脉则可以主寒。这种认识，显然与《濒湖脉学》中"数热迟寒滑有痰"的认识是不同的。

【前人著述】

滑寿《难经本义》 "至于收病也"，当作"至脉之病也"，"于收"二字误。四明陈氏曰：至，进也，阳独盛而至数多也。损，减也，阴独盛而至数少也。至脉从下上，谓无阴而阳独行至于上，则阳亦绝而死矣。损脉从上下，谓无阳而阴独行至于下，则阴亦尽而死矣。

十五难

【原文】

曰：经言春脉弦，夏脉钩，秋脉毛，冬脉石，是王脉耶？将病脉也？

然：弦钩毛石者，四时之脉也。春脉弦者，肝东方木也，万物始生，未有枝叶，故其脉之来，濡弱而长，故曰弦。夏脉钩者，心南方火也，万物之所盛，垂枝布叶，皆下曲如钩，故其脉之来疾去迟，故曰钩。秋脉毛者，肺西方金也，万物之所终，草木华叶，皆秋而落，其枝独在，若毫毛也，故其脉之来，轻虚以浮，故曰毛。冬脉石者，肾北方水也，万物之所藏也，盛冬之时，水凝如石，故其脉之来，沉濡而滑，故曰石。

此四时之脉也。如有变奈何？

然：春脉弦，反者为病。何谓反？

然：其气来实强，是谓太过，病在外。气来虚微，是谓不及，病在内。气来厌厌聂聂，如循榆叶曰平，益实而滑，如循长竿，曰病。急而劲益强，如新张弓弦曰死。春脉微弦曰平，弦多胃气少曰病，但弦无胃气曰死，春以胃气为本。

夏脉钩，反者为病。何谓反？

然：其气来实强，是谓太过，病在外。气来虚微，是谓不及，病在内。其脉来累累如环，如循琅玕，曰平。来而益数，如鸡举足者曰病。前曲后居，如操带钩曰死。夏脉微钩曰平，钩多胃气少曰病，但钩无胃气曰死。夏以胃气为本。

秋脉毛，反者为病。何谓反？

然：其气来实强，是谓太过，病在外。气来虚微，是谓不及，病在内。其脉来蔼蔼如车盖，按之益大曰平。不上不下，如循鸡羽曰病，按之萧索，如风吹毛曰死。秋脉微毛曰平。毛多胃气少曰病，但毛无胃气曰死，秋以胃气为本。

冬脉石，反者为病。何谓反？

然：其气来实强，是谓太过，病在外。气来虚微，是谓不及，病在内。脉来上大下兑，濡滑如雀之喙曰平，啄啄连属，其中微曲曰病。来如解索，去如弹石曰死。冬脉微石曰平，石多胃气少曰病，但石无胃气曰死，冬以胃气为本。

胃者，水谷之海，主禀四时，皆以胃气为本，是谓四时之变病，死生之要会也。

脾者，中州也，其平和不可得见，衰乃见耳，来如雀之啄，如水之下漏，是脾之衰见也。

【释义】

本难先确定了春弦、夏钩、秋毛、冬石的基本脉象，认为这几个脉象，按照所属的季节出现，即为平脉；不按季节出现，即为病脉。若此四脉按照季节出现，而有太过、不及，则也是病脉。

本难强调了有胃气而生，无胃气则死。在后世则为"胃神根"，诊"胃气"之依据。

【问难】

《难经》作者，是如何总结前人经验的？

此条可与《难经·七难》互参。可见其思路是相互关联的，都采用了取类比象的方法，将脉象与天气季节的变化相比对，寻找其中的相关性。再从这种相关性中找到气候、疾病、脉象、病理之间的关系。

本难是以五行五脏为基础，进一步推论出一年四季中脉象的变化特征。利用与《难经·七难》相类似的认识模式，重新整理布置了相关内容，对前人的知识进行了升华。本难的内容见于《素问·玉机真脏论》与《素问·平人气象论》。不过，《素问·平人气象论》中的内容更偏重五脏五行的脉象变化与季节变化的关系，可以说是四季脉变从属于五脏。本难则与《素问·玉机真脏论》相类同，更强调四季脉中脉象的变化特点，可以说是五脏脉变从属于四季。不过本难的内容却是综合了《黄帝内经》中两篇文章的内容，而以四季脉象变化为基础。病理方面，则是按内、外、平、病的方式，将五脏脉象的变化统一起来。正因为本难是用五脏五行以合四季，五脏之中的脾胃被单列出来，最后，则是以土寄四旁，胃气为本解释了这个问题。

《素问·玉机真脏论》曰"春脉如弦""太过则令人善怒，忽忽眩冒而巅疾；其不及则令人胸痛引背，下则两胁胠满""夏脉如钩""太过则令人身热而肤痛，为浸淫；其不及则令人烦心，上见咳唾，下为气泄""秋脉如浮""太过则令人逆气而背痛，愠愠然；其不及则令人喘，呼吸少气而咳，上气见血，下闻病音""冬脉如营""太过则令人解㑊，脊脉痛而少气不欲言；其不及则令人心悬如病饥，眇中清，脊中痛，少腹满，小便变赤黄"。

"真肝脉至，中外急，如循刀刃责责然。""真心脉至，坚而搏，如循薏苡子累累然。""真肺脉至，大而虚，如以毛羽中人肤。""真肾脉至，搏而绝，如指弹石辟辟然。""真脾脉至，弱而乍数乍疏。"

《素问·平人气象论》曰："春胃微弦曰平，弦多胃少曰肝病，但弦无胃曰死。……长夏胃微软弱曰平，弱多胃少曰脾病，但代无胃曰死。……夏胃微钩曰平，钩多胃少曰心病，但钩无胃曰死。……秋胃微毛曰平，毛多胃少曰肺病，但毛无胃曰死。……冬胃微石曰平，石多胃少曰肾病，但石无胃曰死。"

"夫平心脉来，累累如连珠，如循琅玕，曰心平。夏以胃气为本。""平肺脉来，厌厌聂聂，如落榆荚，曰肺平。秋以胃气为本。""平肝脉来，软弱招招，如揭长竿末梢，曰肝平，春以胃气为本。""平脾脉来，和柔相离，如鸡践地，曰脾平。长夏以胃气为本。""平肾脉来，喘喘累累如钩，按之而坚。曰肾平，冬以胃气为本。"

【前人著述】

滑寿《难经本义》　冯氏曰：越人欲使脉之易晓，重立其义尔。

十六难

【原文】

曰：脉有三部九候，有阴阳，有轻重，有六十首，一脉变为四时。离圣久远，各自是其法，何以别之？

然：是其病，有内外证。

其病为之奈何？

然：假令得肝脉，其外证善洁，面青，善怒，其内证脐左有动气，按之牢若痛，其病四肢满闭，淋溲便难，转筋，有是者肝也，无是者非也。

假令得心脉，其外证面赤，口干，喜笑，其内证脐上有动气，按之牢若痛，其病烦心，心痛，掌中热而哕，有是者心也，无是者非也。

假令得脾脉，其外证面黄，善噫，善思，善味，其内证当脐有动气，按之牢若痛，其病腹胀满，食不消，体重节痛，怠惰嗜卧，四肢不收，有是者脾也，无是者非也。

假令得肺脉，其外证面白，善嚏，悲愁不乐，欲哭，其内证脐右有动气，按之牢若痛，其病喘咳，洒渐寒热，有是者肺也，无是者非也。

假令得肾脉，其外证面黑，善恐欠，其内证脐下有动气，按之牢若痛，其病逆气，小腹急痛，泄如下重，足胫寒而逆，有是者肾也，无是者非也。

【释义】

要想理解本难，首先得理解"各自是其法"这五个字。在《灵枢·外揣》有"故远者司外揣内，近者司内揣外"的认识论模式。

综合《黄帝内经》的内容，可见脉诊有数种不同的来源，最后则是形成了不同的脉诊方法。

本难所述"脉有三部九候，有阴阳，有轻重，有六十首，一脉变为四时"皆是不同的诊脉方法。"三部九候"可参见《素问·三部九候论》，将人体分为天人地三部，每个部分定出三个脉诊点，通过左右十八脉诊点脉动变化的对比关系，来判断人体疾病情况，是为周身三部九候脉诊法。在《难经》中还出现了将寸口脉分为上中下三部，每部分浮中沉以诊疾病，是为寸口三部九候脉诊法，见《难经·十八难》。"有阴阳"指对脉象从阴阳角度进行分类，进一步判断病情变化的方法，见《难经·四难》《难经·六难》。"有轻重"指从脉象的力度，以及医者落指的轻重浮沉的变化，来判断病情变化的方法，见《难经·四难》《难经·五难》。"有六十首"则指脉象的六十种变化。《素问·方盛衰论》曰："圣人持诊之道，先后阴阳而持之，《奇恒》之势乃六十首，诊合微之事，追阴阳之变，章五中之情，其中之论，取虚实之要，定五度之事，知此乃足以诊。"以《难经》的理论来看，则寸口脉分为寸关尺三部分，又合左右手，共六个脉诊点，每个脉诊点有十种变化，共计六十种变化方法，见《难经·十难》。"一脉变为四时"，则是以一年四时脉象变化为纲领，分析疾病的变化，见《难经·十五难》。有了这么多的脉诊方法，让学者未免歧路亡羊，无所适从。本难提出，针对脉象变化的研究，当以五脏脉象的变化为根本。

本难认为，当人体生病时有"脉象""外证""内证""病证"，几种不同的认识途径。不同的认识途径，有内在的关联度，而其具体表现则有相互对应的可能。文中提到的外证，是指医者可以通过眼睛观察到的，患者的病情与体态外貌的变化，参见《难经·四十九难》。内证则是指医者诊按患者腹部所能得到的身体的变化，参见《难经·五十六难》。病证则是患者自身所能感受到的症状，参见《难经·四十九难》（表8）。

表8 五脏病脉证对应关系

脉象	外证	内证	病证
得肝脉	善洁，面青，善怒	脐左有动气，按之牢若痛	四肢满闭，淋溲便难，转筋
得心脉	面赤，口干，喜笑	脐上有动气，按之牢若痛，	烦心，心痛，掌中热而哕
得脾脉	面黄，善噫，善思，善味	当脐有动气，按之牢若痛	腹胀满，食不消，体重节痛，怠惰嗜卧，四肢不收
得肺脉	面白，善嚏，悲愁不乐，欲哭	脐右有动气，按之牢若痛	喘咳，洒淅寒热
得肾脉	面黑，善恐欠	脐下有动气，按之牢若痛	逆气，小腹急痛，泄如下重，足胫寒而逆

【问难】

初学者应如何学习与理解脉诊?

本难首先复述了几种不同的脉诊方法。这些诊脉方法的不同，不过是具体认知手段下探讨脉象变化的不同路径。其本质都在于研究人体在不同状态下的气血运行状态，而此种变化皆建立在五脏病变的认识之上。从这个角度看，岂止脉诊，各种不同的诊病方法，其本质都是相通的。也正因此，脉诊的方法与其他的诊查方法，是可能互为印证的。本难就刻意强调了，脉诊与临床上的其他诊查方法可以互相对比、互相参照的问题。

值得注意的是，此处"病证"的"病"字，其意义就是症状。我们也可以从症候群的角度来理解病证的内容。从这个角度我们可以认识到，临床上既可以用以脉测证的方法来诊查疾病，也可以用以证应脉的方式来诊查疾病。

同时，本难所提出的"内证"，就是指医者诊查患者腹部，以腹部状态的变化来判断五脏病变的方法，这已经是现代腹诊的内容了。这个方法也说明，所谓的五脏理论并非指有形的五个人体的器官，而是对相关五脏系统的表达与认识。相关内容见《难经·五十六难》。

本难以五行脏腑体系为背景，提出了四种临床常用的诊疾方法。这四种方法分别是：脉诊是医者手指触按患者手腕的寸脉，通过脉象的变化来诊查疾病的方法；外证是医者通过观察患者面色、表情的变化，来判断疾病性质与特点的方法；内证则是医者触按患者腹部，感知腹部不同分野的柔韧度与触痛的变化，来诊查疾病的方法；最后则是病症，通过患者自觉的各种不适，即症状，来分析判断疾病情况的方法。在医者学习的早期，将几种方法结合起来相互参照才是最佳的诊病方法。类似的认知模式又见于《难经·十三难》将脉象、面色、尺肤相互参照判断病情变化。

【前人著述】

《难经集注》　越人言其外证者，取其形见于外也。

十七难

【原文】

曰：经言病或有死，或有不治自愈，或连年月不已，其死生存亡，可切脉而知之耶？

然：可尽知也。诊病若闭目不欲见人者，脉当得肝脉，强急而长，而反得肺脉浮短而涩者，死也。

病若开目而渴，心下牢者，脉当得紧实而数，反得沉涩而微者，死也。

病若吐血，复鼽衄血者，脉当沉细，而反浮大而牢者，死也。

病若谵言妄语，身当有热，脉当洪大，而反手足厥逆，脉沉细而微者，死也。

病若大腹而泄者，脉当微细而涩，反紧大而滑者，死也。

【释义】

本难承接上一难的观点，认为一般情况下，患者的脉象与临床症状，应该是相互适应相互对照的。如果脉象与临床症状不相符，就提示病情较重，甚至提示死候。

【问难】

如何通过脉证合参的办法，判定患者的预后？

本难提出的问题是，能否通过脉诊方法来判断疾病的预后。当然，回答是可以的。同时，本难也列举了利用症状与脉象相互关联的方法，来判断疾病的预后的例子。

原文第一条提出：按症状所见，应得肝脉而反得肺脉者死，作者显然是想从金克木的角度来解释。意图说明，当脉象与症状不相符时，可以同时将两者分属五行归类，如果出现五行相克的关系，即为死候。显然，这个企图从第二条就已经失败了。"开目而渴，心下牢者，脉当得紧实而数"此为木实，"脉沉涩而微"则为水象，水与木是相生关系，所以，这个推理自相矛盾。吐血、鼽血是火象，脉"浮大而牢"为有热之象，症状与脉象相符，又何尝是死证呢。若言"谵言妄语"是火象，脉"沉细而微"是水象，水能克火，是可以说得过去的。"大腹而泄"是土湿之象，脉"紧大而滑"是木象，是为木克土，也说得过去。不过，看起来《难经》作者从第二条就已经放弃了用五行脏腑学说归类本难内容的企图。而仅从临床经验的角度，存留了本难的知识。后来学者，注解本难时，仍有人试图从五行生克的角度来解释与归纳疾病预后的问题。

对本难的内容，如果从脉证虚实阴阳的角度来理解，是最清晰的。即证虚脉实，证实脉虚为死证；证阳脉阴，证阴脉阳为死证。

我们还可从疾病病机的角度来对本难的问题进行回答。"闭目不欲见人者"是肝气郁结的表象，当诊得弦脉为实象；若诊得浮短涩脉则是气血不足之象，故为危证。"开目而渴，心下实"，则是郁而化热之象，是实象；诊得"沉涩而微"是气血生化无源，是虚象，故为危证。吐血衄血，或为血热妄行，或为气虚不敛；若脉得沉细，则或为热退，或为邪虚，皆是佳兆；若脉得"浮大而牢"，此为邪热正炽，故为危象。"谵言妄语"为身热之象，故曰"身当有热，脉当洪大""手足厥逆"为格拒之象，若脉得"沉细而微者"，则是正气不足。若"谵言妄语"与脉"沉细而微者"，同时出现，则为虚阳浮越之象，故皆是危候。"大腹而泄"是为脾虚湿困之象，故脉当"微细而涩"；"紧大而滑"则是湿困中阻的脉象，故为危证。

【前人著述】

黄元御《难经悬解》 肝窍于目，闭目不欲见人，肝木陷也，故当得肝脉，而反得肺脉者，死，金克木也。……肝胆同气，开目而渴，心下牢者，胆木上逆也，故当得胆脉，而反得肾脉者，死，胆木化气于相火，水克火也。……吐血、衄血，肺胃上逆，收气不行也，而反得心脉者，死，火克金也。……谵言妄语，心火上炎也，故身当有热，脉当洪大，而反得肾脉者，水克火也。……大腹而泄者，脾土湿陷而木贼也，微细而涩，肺脉也，而反得肝脉者，死，木克土也。

王九思等《难经集注》 丁曰：此是肝之病证，故脉强急而长。浮短涩者是肺脉，此者金当胜木，故知死也。……（开

目而渴）心之病证，今反见肾脉，心火肾水，水来克火，故知死也。……（病若吐血）此者，肺之病证，今反见心脉，心火肺金，火来胜金，故知死也。……（病若谵言妄语）此病是心病之证，今反手足厥，脉沉细而微者，是水胜火，即知死也。……（病若大腹而泄者）此病脾土之证候，紧大滑者是肝，木来胜土，故知死也。此经不言肾水之证，缺此一脏也。

十八难

【原文】

曰：脉有三部，部有四经，手有太阴阳明，足有太阳少阴，为上下部，何谓也？

然：手太阴、阳明金也，足少阴、太阳水也。金生水，水流下行而不能上，故在下部也。足厥阴、少阳木也，生手太阳、少阴火，火炎上行而不能下，故为上部。手心主、少阳火，生足太阴、阳明土，土主中宫，故在中部也。此皆五行子母更相生养者也。

脉有三部九候，各何主之？

然：三部者，寸关尺也，九候者，浮中沉也。上部法天，主胸以上至头之有疾也；中部法人，主膈以下至脐之有疾也；下部法地，主脐以下至足之有疾也。审而刺之者也。

人病有沉滞久积聚，可切脉而知之耶？

然：诊在右胁有积气，得肺脉结，脉结甚则积甚，结微则气微。

诊不得肺脉，而右胁有积气者，何也？

然：肺脉虽不见，右手脉当沉伏。

其外痼疾同法耶？将异也？

然：结者，脉来去时一止，无常数，名曰结也。伏者，脉行筋下也。浮者，脉在肉上行也。左右表里，法皆如此。假令脉结伏者，内无积聚。脉伏结者，外无痼疾。有积聚脉不结伏，有痼疾脉不浮结，为脉不应病，病不应脉，是为死病也。

【释义】

本难讲述了三个内容。

第一个内容是将寸口脉分为上中下（即寸关尺）三个部分。每个部分对应了四条经脉。本难利用五行学说，来说明不同经脉所对应的部位。间接地提出了五脏，在寸口脉上的投影部位。列表如下（表9）。

表9 寸口脉经投影部位

部位	左	右
上部	手太阳、少阴火	手太阴、阳明金
中部	足厥阴、少阳木	足太阴、阳明土，土主中宫
下部	足少阴、太阳水	手心主、少阳火

第二个内容则是叙述了人体的上中下三部，与寸口脉之寸关尺的对应关系。

第三个内容则对积聚的特征性脉象进行了描述，认为积聚的脉象以浮短涩结脉为主，考虑到积聚可以出现在身体的任何部位，则与病位相关积聚之疾也会出现沉伏脉，相关内容参见《难经·五十六难》。

【问难】

寸口三部九候脉法是如何确定的?

事实上,本难内容与《难经·二难》是不相符的。《难经·二难》也涉及"寸关尺"的概念,但只有寸与尺是有距离有空间的,关只是分界线,是没有空间的。而本难开篇就提出"脉有三部,部有四经",如果以寸关尺为三部,则关脉必定有自己的空间,否则就容不下"部有四经"。在随后的回答中提出了"中部法人,主膈以下至脐之有疾也",更说明关脉有独立空间。本段内容层层设问,层层推进,形成关于寸口三部九候诊脉法的总纲。

本难首先确定的是寸口三部九候脉法的三部归属问题。我们看到,本难所属部位以经络名为主体,这也符合经络之气运行周身的基本概念。所以,后世所谓"心肝肾,肺脾命"的说法,是从经络之气的概念进一步引申而来。我们知道双手寸口脉的脉位并不是一个点,而是呈现为一段立体的空间。《黄帝内经》已经有利用寸口脉象在长轴上的变化判断疾病变化的内容。《素问·平人气象论》曰:"寸口之脉中手短者,曰头痛;寸口脉中手长者,曰足胫痛;寸口脉中手促上击者,曰肩背痛。"本难则是将双手寸口的脉位分为上中下三段后,先归纳部分相关经脉的位置,再依据五行相生的学说,将各条经脉的相对部位推衍而来的结果。本段文字,直接可以明确的有:肾与膀胱"足少阴、太阳水也",因为水性下行,则位于下部;心与小肠"手太阳、少阴火",因为火性上炎,故位于上部;脾与胃"足太阴、阳明土,土主中宫",故脉位于中部。另外三部脉则是推理而来:肺与大肠之位,依金生水,水居下位,故只能位于上部;肝与胆之位,依木生火,火居上位,故只能位于中位;心包与三焦之位,依火生中土,而只能位于脾胃之下,故居下部。这里的难点在于,手厥阴心包经与手少阳三焦经,经络循行在人体的上部,脉诊部位却位于身体的下部。从《难经·八难》可知，三焦经的本源在于身体的下部，为肾间动气。手厥阴心包经与手少阳三焦经互为表里，因此，将此二者的脉位安排于三部之下部，也是合理的。

确定了脏腑经络在寸口脉三部的位置，接着就要确定身体的部位与三部的关系。这时我们可以看到文中出现了膈与脐这两个具有明确解剖意义的名词。那么，这段文字就具有解剖学的价值了。与此相对应的，则是《素问·脉要精微论》论尺及"上竟上""下竟下"一段。从文字看，《素问·脉要精微论》中也有大量的解剖学内容，其表达具有明显的解剖学的空间属性。

本难的文字简练，仅从膈与脐这两个部位出发，将身体其余部分的定位都明确了。由此可见《难经》作者在医学上的功力。晋代王叔和《脉经·分别三关境界脉候所主》曰："寸主射上焦，出头及皮毛竟手。关主射中焦腹及腰，尺主射下焦少腹至足。"于此处使用的"投射"的概念可谓是立意高远。后世则根据本文三部的概念，进一步扩展成为三焦的概念之一。如《东医宝鉴·三焦腑》提出"头至心为上焦，心至脐为中焦，脐至足为下焦"，部分中医教材也沿用了这个观点。从后文中，以右胁病变见于右手，可见对于脉诊的原则我们还应加上，"左以候左，右以候右，上以候上，下以候下"这样一些基本的表述。

描写了基本的脉诊诊断原则，下一步就该举例说明了。文中是以结聚之脉象为示范的。从临床上看，结聚也是最容易利用查体手段来诊查客观指征的疾病。要明确的是，此处的"肺脉"指浮短涩脉。提示结聚脉的特征是浮短涩结或沉伏脉。有结聚之形，脉象不支持；有结聚之脉，体征不支持，都是病情较重的死证。

【前人著述】

《素问·脉要精微论》 尺内两旁，则季胁也，尺外以候肾，尺里以候腹。中附上，左外以候肝，内以候膈。右外以候胃，内以

候脾。上附上，右外以候肺，内以候胸中，左外以候心，内以候膻中。前以候前，后以候后。上竟上者，胸喉中事也。下竟下者，少腹腰股膝胫足中事也。

黄竹斋《难经会通》 华佗《脉诀》云：寸尺部各八分，关位三分，合一寸九分也。越人独得之秘，可谓发前人之所未发也。其三部九候法，惟取寸口，与《素问》三部九候论遍切法不同，亦越人之创论也。

十九难

【原文】

曰：经言，脉有逆顺，男女有恒，而反者，何谓也？

然：男子生于寅，寅为木，阳也；女子生于申，申为金，阴也。故男脉在关上，女脉在关下。是以男子尺脉恒弱；女子尺脉恒盛，是其常也。反者，男得女脉，女得男脉也。

其为病何如？

然：男得女脉为不足，病在内，左得之病在左，右得之病在右，随脉言之也。女得男脉为太过，病在四肢，左得之病在左，右得之病在右，随脉言之，此之谓也。

【释义】

本难之论也是以阴阳为内核建立起来的理论推衍。

古人云：冬至则一阳至，夏至则一阴生。一年之中，正月建寅，正是阳气之初旺；申月则为阴气之初旺。以寅时与申时论男女，是为了说明，以男为阳，以女为阴。又因为寸口脉以寸为阳，以尺为阴，所以脉象以寸脉属阳，以应男子，故男子寸脉大，而尺脉弱。尺脉属阴，以应女子，故女子寸脉弱，而尺脉大。

又言：以男得女脉为寸脉不足而尺脉太过，说明病邪在内。故曰：病在内。女得男脉为尺脉不足而寸脉太过，说明病邪在外，故曰病在四肢。左得之病在左，右得之病在右，则符合一般的认识。

【问难】

男女的脉象差距有多大，理论与现实的差距有多大？

回顾《难经·二难》寸口脉以关为界限，分为寸尺两部，以寸为阳，尺为阴。用理论来推理男子属阳，故当寸脉大；女子属阴，故当尺脉大。所以才有了"男子尺脉恒弱，女子尺脉恒盛"的说法。以寸尺论，寸为外，尺为内。如果说：寸脉不足而尺脉太过，说明病邪在内；尺脉不足而寸脉太过，说明病邪在外，也说得过去。左得之病在左，右得之病在右，则符合一般的认识。问题是男性与女性在脉象强弱的差别有那么大吗？

关于这个问题，后世医家一直是有争论的。据李时珍《脉诀考证》记录：朱丹溪是主张男尺恒弱，女尺恒强的。南齐褚澄更进一步提出：女子左尺为脾，右尺为心。戴起宗则认为脉象之本在于十二经脉与五脏之气。如果男女在经脉与脏腑之气是一致的，那么男女的脉象也应该是一致的。对于这种强分男女之脉的观点，李时珍也给了一个评价"执泥不通"。

从现代医学我们知道，所谓的寸口脉是桡动脉浅出体表的部分。动脉是从近心端向远心端延展的。所以，寸口脉从尺脉到寸脉，有一个从深出浅的过程。如果动脉搏动的力量相对稳定，则必然是较深的尺脉触感相对较弱，而较浅的寸脉的触感则相对较强。

所以，对常人来说，一定是寸脉恒强，而尺脉恒弱。这是不分男女的。由此可见，现代医学的知识，可以给我们提供不同的视角，而不至于陷入前人纯形而上的理论探讨的泥潭。

【前人著述】

黄竹斋《难经会通》 人之有尺，犹树之有根，欲其盛而不可得。若男得女脉而尺盛，岂可谓之不足乎？女得男脉而尺弱，岂可谓之太过乎？故不足太过皆随男女之寸脉言之。

黄元御《难经悬解》 男得女脉，寸弱而尺盛也，女得男脉，尺弱而寸盛也。

二十难

【原文】

曰：经言，脉有伏匿，伏匿于何脏而言伏匿耶？

然：谓阴阳更相乘，更相伏也。脉居阴部而反阳脉见者，为阳乘阴也；虽阳脉，时沉涩而短，此谓阳中伏阴也；

脉居阳部而反阴脉见者，为阴乘阳也；虽阴脉，时浮滑而长，此谓阴中伏阳也。

重阳者狂，重阴者癫，脱阳者见鬼，脱阴者目盲。

【释义】

本难与《六难》相承接，仍然属于"阴阳脉法"的内容。本难将寸脉的部位分为阳部与阴部，又将脉象的变化，分为阳脉（即浮滑长）与阴脉（即沉涩短）。

临证之时，如果有仅从脉象感觉的变化判断疾病状态的方法，即文中所述"阳乘阴"与"阴乘阳"。至于"阳中伏阴"与"阴中伏阳"这两种情况则作为补充说明而提出。如果根据脉象与脉位变化情况，形成排列组合的模式来判断疾病的变化，则形成下图（图1）。

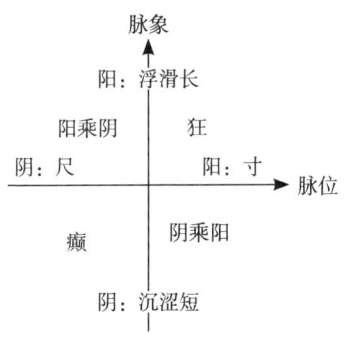

图1 脉象与脉位的组合示意图

文中所述"重阳者狂，重阴者癫，脱阳者见鬼，脱阴者目盲"。滑寿以为"此五十九难之文，错简在此"。

【问难】

如何利用阴阳的概念，认识与理解脉象的变化？

本难所讨论的是，脉象的阴阳变化。与前文的逻辑相似。本难的阴阳并不是虚幻的阴阳，而是有着具体的形态描述，包括了脉位与脉象两种因素。脉位阴阳，以寸脉为阳，尺脉为阴。脉象之阴阳，以浮滑长脉为阳脉，以沉涩短脉为阴脉。脉位与脉象的变化就成为阳乘阴，阴乘阳，重阳，重阴四种情况，见图1。

若常脉之中，时时出现阴脉就叫作阳中伏阴；常脉之中，时时出现阳脉，就叫作阴中伏阳。这样就可以看到《难经》作者所提出的这些问题与解答，并不是凭空设问，而是从临床实践的角度提出问题与作出解释。

【前人著述】

黄竹斋《难经会通》 夫阳部见阳脉宜也。设阴部亦见阳脉，尺寸皆阳，谓之重阳。阴部见阴脉宜也，设阳部亦见阴脉，尺寸皆阴，谓之重阴。

二十一难

【原文】

曰：经言，人形病脉不病曰生，脉病形不病曰死，何谓也？

然：人形病脉不病，非有不病者也，谓息数不应脉数也。此大法。

【释义】

本难否定了舍脉存症的方法。脉病形不病，说明患者外表没有太大的变化，但是身体内部已经发生了很大变化。形病脉不病，并不是患者出现明显的变化而脉象不变，而是患者脉象的变化不明显，仅仅是脉搏的频率出现变化，所以叫作"息数不应脉数"。在《十四难》中有"一呼三至，一吸三至，为适得病"，就是脉率与呼吸频率为6∶1时，也是患者刚刚开始得病，所以病情较轻，预后较好。

【问难】

脉象与症状之间的关系如何？

本难的问题与回答之间并不完全吻合。故有研究者认为，本难的内容有脱漏之处①。但是，原文中回答本身之含义却是完整的。本难的回答部分，已经回答了后世医者关心的，关于脉象与临床症状关系的问题。即临床诊病时的"脉症从舍"问题，并明确指出，应该是舍症从脉。

所谓"脉症从舍"意指：当脉象的表现与临床症状的表现不一致时，应当"舍脉从症"，还是"舍症从脉"。清代何梦瑶曾在《医碥·脉证从舍》中说："凡脉证不相合，必有一真一假，须详辨之。"徐大椿《医学源流论·症脉轻重论》曰："有宜从症者，有宜从脉者，必有一定之故。审之既真，则病情不能逃。若辨证不明，则不为证所误，必为脉所误矣。"

本难则将脉与症状的关系，简化成为"形病脉不病"与"脉病形不病"两种情况。对于"脉病形不病"这种情况，说明病情严重，这当然是以脉为主了。对于"形病脉不病"这种情况，《难经》作者则认为，这是不存在的。前文已经提到了呼吸定息的诊脉方法。作者认为所谓的"形病脉不病"这种情况，如果用呼吸定息的脉诊方法来诊查，脉象依然是有问题的。所以，依用这个逻辑，本难直接否认了舍脉从症的方法，认为临床如果有脉象不能明确提示疾病的本质，是由于医者脉诊技术不到位造成的，而不存在"舍脉从症"这一方法。

【前人著述】

张仲景《伤寒论·平脉法》 脉病人不病，名曰行尸，以无王气，卒眩仆不识人者，短命则死。人病脉不病，名曰内虚，以无谷神，虽困无苦。

---

① 王洪图主编：《难经白话解》，人民卫生出版社，2004年，第40页。

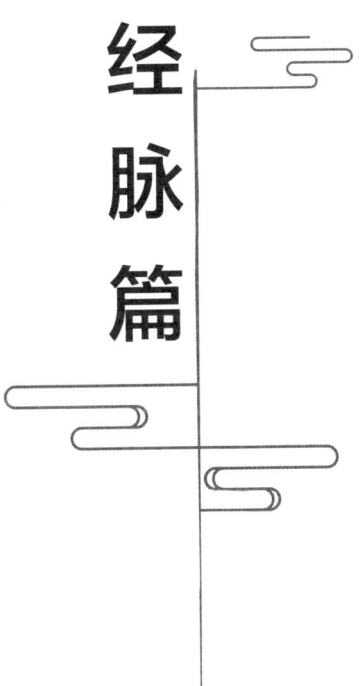

经脉篇

二十二难

【原文】

曰：经言，脉有是动，有所生病，一脉辄变为二病者，何也？

然：经言是动者，气也；所生病者，血也。邪在气，气为是动；邪在血，血为所生病。气主呴（xǔ）之，血主濡之。气留而不行者，为气先病也；血壅而不濡者，为血后病也。故先为是动，后所生病也。

【释义】

本文从气血关系出发，提出对《灵枢·经脉》中"是动病，所生病"的解释，认为经脉是运行气血的道路，每一条经脉都有气，也有血。本经的"是动病"是本经的气病，本经的"所生病"为本经的血病。指出气病与血病具有不同的病理特点，并提出了气先病、血后病的观点。

【问难】

何谓"是动病，所生病"？

按照既往的研究，"是动病，所生病"这个概念来源于《灵枢·经脉》，原文为"是动则病""所生病者"，内容是与本经相关的各种疾病与症状，但缺少更进一步的解释与定义。而《难经》则以经络是气血运行的通道为出发点，顺势解释为"气在先、血在后"，故气病为是动病，血病为所生病。但是，作者的认识没能被后人全盘接受。所以，《难经》的解释成了众多解释的一种。

滑寿《校注十四经发挥》认为："是动病"为经络病，"所生病"为脏腑病。唐代王冰则直接将"是动"解释为"脉动"，表示此经脉所过的动脉异常跳动，可以提示相关的疾病。明代马莳撰

《灵枢注证发微》则进一步明确了"是动"与具体病症之间的关系，言"正言各经之穴动，则知其病耳"，即根据各条经脉相关腧穴的脉动变化来诊断疾病及判断预后。"主所生病者"是对"是动"后所列病症的结语。清代张志聪《灵枢集注》亦曰："夫是动者，病因于外；所生者，病因于内。"与"是动病""所生病"相关的辩驳还很多，但其主要论据无非以下两个内容：一是说明经脉异常有可能导致的特定的疾病；二是说明特定症状的组合，即可能提示相关经脉方面的变化。

　　《马王堆医书》的发现，则给后人的研究提供了更多的想象空间。《马王堆医书·阴阳十一脉灸经》里将这一部分表述为"是动病"和"所产病"的内容①。如前所述，自《难经》开始了对"是动病""所生病"解释之后，前人、今人多有争论。从《灵枢·经脉》原文看："是动病"多有与脏腑功能变化相关的疾病与症状，"所生病"则往往是经络路径上所出现的连带性的症状。尤其是"所生病"中多见四肢关节方面的症状，结合"所产病"这个"产"的用词，可以断定"所生病"就是经络本身产生病变所出现的连带性的症状。既然"所生病"是从"生"与"产"字上寻找切入点，那么，"是动病"也就应该从"动"字上寻找切入点。在《难经·一难》中我们就已经知道，每一条经脉中都有独立的脉动点，可以通过对相应经脉的脉动点的诊查来判断病情。因此，我倾向于"是动"与"脉动"密切相关。"是动病"就指本经脉动点异常搏动所指向的一系列疾病现象。利用这种思维，就形成了一个完整的脉诊诊察体系，我将之称为"十二经脉诊脉法"，具体内容则见《脉诊导论》。有了这种认识，《灵枢·经脉》才会说："经脉

---

① 《中国医学名著珍品全书》，鲁兆麟点校，辽宁科学技术出版社，1995年。

者，所以能决死生，处百病，调虚实，不可不察。"

【前人著述】

滑寿《难经本义》 先后云者：抑气在外，血在内，外先受邪，而内亦从之而病软。然邪亦有只在气，亦有径在血者，又不可以先后拘也。

王九思等《难经集注》 虞曰："脉有是动"言反常之动也。"有所生病"脉动反常，故动有所生病。

二十三难

【原文】

曰：手足三阴三阳，脉之度数，可晓以不？

然：手三阳之脉，从手至头，长五尺，五六合三丈。手三阴之脉，从手至胸中，长三尺五寸，三六一丈八尺，五六三尺，合二丈一尺。足三阳之脉，从足至头，长八尺，六八四丈八尺。足三阴之脉，从足至胸，长六尺五寸，六六三丈六尺，五六三尺，合三丈九尺。人两足蹻脉，从足至目，长七尺五寸，二七一丈四尺，二五一尺，合一丈五尺。督脉任脉，各长四尺五寸，二四八尺，二五一尺，合九尺。凡脉长一十六丈二尺，此所谓十二经脉长短之数也。

经脉十二，络脉十五，何始何穷也？

然：经脉者，行血气，通阴阳，以荣于身者也。其始从中焦，注手太阴、阳明；阳明注足阳明、太阴，太阴注手少阴、太阳，太阳注足太阳、少阴，少阴注手心主、少阳，少阳注足少阳、厥阴，厥阴复还注手太阴。别络十五，皆因其原。

如环无端，转相灌溉，朝于寸口人迎，以处百病，而决死生也。

经云：明知终始，阴阳定矣，何谓也？

然：终始者，脉之纪也。寸口人迎，阴阳之气通于朝使，如环无端，故曰始也。终者，三阴三阳之脉绝，绝则死，死各有形，故曰终也。

【释义】

本难主要是描述人体经脉的长度，并且排列了十二经脉的流注顺序，指出十二经脉的气血流注，是周而复始、如环无端的。并解释"终始"这个名词的意义，认为脉行则为生之始，脉绝则为形之死。

按本难之意，所指为十二经脉。但按原文所述，脉长一十六丈二尺，则包含了左右跷脉与任督二脉的长度。所以，这个长度已经是十五条经脉的长度，而非十二经脉之长度。

又本难所指"朝于寸口人迎"则指《黄帝内经》中，以人迎气口脉的比例关系判断人体疾病状态的诊脉方法。

【问难】

问难之一：关于经脉的长度，可以给我们什么样的启示？

如果从《黄帝内经》的知识内容看，古人实际上建立了两个标准的身高尺度，一个是《灵枢·经水》《灵枢·脉度》皆言身高八尺，另一个则是《灵枢·骨度》身高七尺五寸。本难则是以身高八尺为标准身高的，因为"足三阳之脉，从足至头，长八尺"。《灵枢·经水》原文为："若夫八尺之士，皮肉在此，外可度量切循而得之，其死可解剖而视之。"而关于经脉长度的内容则见于《灵枢·脉度》，原文曰："手之六阳，从手至头，长五尺，五六三丈。手之六阴，从手至胸中，三尺五寸，三六一丈八尺，五六三尺，合二丈一尺。足之六阳，从足上至头，八尺，六八四丈八尺。足之六阴，从足至胸中，六尺五寸，六六三丈六尺，五六三尺，合三丈九尺。跷脉从足至目，七尺五寸，二七一丈四尺，二五一尺，合一丈五尺。督脉、任脉各四尺五寸，二四八尺，二五一尺，合九尺。凡都合一十六丈二尺，此气之大经隧也。"

显然，除了对经脉本身的表述不同外，从经脉的尺度而言，本难与《灵枢·脉度》的内容是相符合的，具有明确的关联度。那么，这两篇内容相似的文献，又会给我们哪些启示呢？首先，我们可以看到《难经》的文献采用了手足三阳经、手足三阴经的说法。显然，这种表达方法更合于后世的表达方法，这提示《黄帝内经》要早于《难经》，说明这两篇文献具有传承关系，这也符合一般的认识。其次，可以看到，这些经脉的尺寸都非常规范。如身高八尺，则足三阳经即长八尺。正常情况下，人的臂展与身高相等。按比例臂长略大于胸宽，则前臂长当为三尺，胸宽二尺，则双手平举指尖与身体正中线的距离就是四尺。而左手指到左胸中点的长度就是三尺五寸，右手指到右胸中点的长度也是三尺五寸，而这正是手三阴经的尺寸。同样道理，手三阳经比手三阴经长了一尺五寸，正是头项的长度。而足三阴经比足三阳经少了一尺五寸，这也恰恰是头项的长度。如此看来，本难中所描述的经脉的长度，完全是按人体的标准身高折算出来的。如果将这些所谓的经脉的长度，当作经脉的本身，则所谓的"经脉"，只能是一个关于经脉的模型，而不可能是一个解剖事实。

从内容上看，根据《灵枢·经脉》所言：足太阳膀胱经起于目内眦，终于小趾之外侧端，其长远远超过身高；足少阳经在身侧往返曲折，也比身高长。其余经脉长度的情况与此相似，所以这种相当规范的经脉表述，恰恰证明，经脉理论很大程度上是古人为诊断疾病、认识人体，所建立的一种生理病理模型。

文中将手足十二经脉与跷脉、督脉任脉并列，共同列为总的经脉长度，说明将此十五脉相并列，也是古人曾经采取的经脉结构模型之一。而本难在"凡脉长一十六丈二尺"之后，再说"此所谓十二经脉长短之数也"，则为《难经》作者修改前人著作时之画蛇添足。按文意，当依《灵枢·脉度》之论"此气之大经隧也"。

问难之二：经脉的开始与结尾在何处?

对于这个问题的回答，按现代中医经络学说的表述，无非就是"如环无端，转相灌溉"。十二经脉之间的气血流动，相互传承，形成一个圆周，周而复始。十五络脉则附寄于十二经脉之上。人体脉动最为明显的地方，是手腕部的寸口与颈部的人迎两处，故言"朝于寸口人迎"。粗看起来，这些表述都没问题，但细究问题就出来了。首先，此十二经脉的表述有问题。即其他的经脉皆是依三阴三阳的规则表述，而手厥阴心包经则不依此规则，用手心主来表示。这说明，手厥阴心包经与其余的十一条经，本身不属于同一个体系，更大的可能是它是后来者。通过《马王堆医书》我们已经知道，原本只有手足十一条经脉。但是十一是奇数，其所指代的经脉的气血流注，并不能形成一个环。而手厥阴心包经是后来加上的，所以，才出现了手厥阴心包经的表述与其余十一经脉表述不相符的问题。

其次，本难之中，十五络脉附寄于十二经脉。但从文字内容上看，经脉长度的计数，本身是十二经脉加上跷脉与任督二脉，这已经是十五条经脉了，正与十五络脉相合。按照《灵枢·经脉》的观点，多出来的三条络脉分别是"任脉之别，名曰尾翳""督脉之别，名曰长强""脾之大络，名曰大包"。从这个角度看"别络十五，皆因其原"也非一句话就能说清的问题了。

问难之三：终始的本义是什么？

如果仅仅说"终始"的本义，终是结束，始是开端。终始，既可以解释为一条经脉的开始与结束，也可以解释为以经脉为指引的气血流动的开始与结尾。显然，本难对终始的解释采用了第二种解释方法，进一步则引申为经脉之气的旺盛与衰败。所以"如环无端"可以叫作开始，而"死各有形"则叫作终结。这种认识则是来源于《灵枢·终始》，原文为："终始者，经脉为纪。持其脉口人迎，以知阴阳有余不足，平与不平，天道毕矣。"这句话，表明本节内容与《灵枢·终始》篇具有关联度。不过《难经》所提到的终始，只是提纲挈领地说了一个大概。具体而详细的描述，则见于《灵枢·终始》与《素问·诊要经终论》。

【前人著述】

滑寿《难经本义》　昔人所以取人迎气口者，盖人迎为足阳明胃经，受谷气而养五脏者也；气口为手太阴肺经，朝百脉而平权衡者也。

王九思等《难经集注》　丁曰：此篇云十二经脉长短，又言阴跷从足至目，又言督任二脉，何独不言阳跷？阳跷亦起于跟中，循外踝上入风池，亦长一丈五尺。言之则据经，丈尺有剩；不言此有阙漏，更俟后贤。杨曰：经脉十二，络脉十五，凡二十七气，以法三九之数。天有九星，地有九州，人有九窍是也。

二十四难

【原文】

手足三阴三阳气已绝，何以为候，可知其吉凶不？

然：足少阴气绝，即骨枯，少阴者，冬脉也，伏行而温于骨髓，故骨髓不温，即肉不着骨。骨肉不相亲，即肉濡而却。肉濡而却，故齿长而枯，发无润泽，无润泽者，骨先死。戊日笃，己日死。

足太阴气绝，则脉不荣其口唇，口唇者，肌肉之本也，脉不营，则肌肉不滑泽，肌肉不滑泽，则肉满，肉满则唇反，唇反则肉先死。甲日笃，乙日死。

足厥阴气绝，即筋缩引卵与舌卷，厥阴者，肝脉也，肝者，筋之合也，筋者，聚于阴器而络于舌本，故脉不营，则筋缩急，筋缩急即引卵与舌，故舌卷卵缩，此筋先死。庚日笃，辛日死。

手太阴气绝，即皮毛焦。太阴者，肺也，行气温于皮毛者也，气弗营则皮毛焦，皮毛焦则津液去，津液去即皮节伤，皮节伤则皮枯毛折，毛折者则毛先死。丙日笃，丁日死。

手少阴气绝，则脉不通，脉不通则血不流，血不流则色泽去，故面色黑如黧，此血先死。壬日笃，癸日死。

三阴气俱绝者，则目眩转目瞑，目瞑者，为失志，失志者则志先死，死即目瞑也。

六阳气俱绝者，则阴与阳相离，阴阳相离，则腠理泄，绝汗乃出，大如贯珠，转出不流，即气先死。旦占夕死，夕占旦死。

【释义】

本难的问题是手足三阴三阳气绝的证候，可知本来应该是从经脉的角度论述死候，但实际上，却是从五脏的角度来论述气绝的问题。其主体则是：肾主骨生髓与足少阴合，脾主肌肉与足太阴合，肝主筋与足厥阴合，肺主皮毛与手太阴合，心主血脉与手少阴合。

三阴俱绝则目瞑，六阳气绝大汗出。

本难的内容，原出自《灵枢·经脉》。然其内容，则可以进一步上承《马王堆医书·阴阳脉死候》。

【问难】

本难内容与经脉理论的关系如何？

本难讨论的是手足三阴三阳气绝的证候问题，但在具体描述时，却只有足三阴与手二阴，这是明显的以心肝脾肺肾五脏理论为基础的认识模式。本难的内容也见于《灵枢·经脉》，被称为五阴气绝，分述为"手太阴气绝""手少阴气绝""足太阴气绝""足少阴气绝""足厥阴气绝"。与本难相对应的则是《灵枢·经脉》文中也描述了"五阴气俱绝"与"六阳气绝"的临床特点。

所以，从内容看，本难虽然是在讲经脉，但其内在的机制却是从脏腑辨证的观点出发建立起来的疾病辨证体系。本难的内容也见于《灵枢·经脉》中讨论五阴之气绝的问题。有意思的是，五阴气绝与《灵枢·经脉》中十二经脉本经的症状表现出较为明显的区别。足少阴气绝的症状，有骨与骨髓的问题、骨肉关系、牙齿的问题，其背后的机制则是肾主骨生髓，齿为骨之余。骨主水，土能胜水，所以"戊日笃，己日死"。而《灵枢·经脉》肾足少阴之病，包括"是动则病饥不欲食……"与"是主肾所生病者，口热，舌干，咽肿，上气……"，显然此二者之间具有明显的差别。其余经脉所主疾病，具有类似的特点。本难中，足太阴气绝强调的是口唇肌肉的问题，其背后的机制则是脾主肌肉，开窍于唇四白。因为脾属土，木能克土，故"甲日笃，乙日死"。而《灵枢·经脉》脾足太阴之病，包括"是动则病舌本强，食则呕……"与"是主脾所生病者，舌本痛，体不能动摇，食不下……"足厥阴气绝强调肝主筋，症状特征是筋缩引卵与舌卷。肝属木，金能克木，故"庚日笃，辛日死"。《灵枢·经脉》肝足厥阴之病，包括"是动则病腰痛不可以俯仰，丈夫㿗疝……"与"是主肝所生病者，胸满，呕，逆，飧泄，狐疝"，有意思的是本难与《灵枢·经脉》论足厥阴皆有关于生殖器的部分，本来是正常的。但是，以脏腑理论是肾主生殖，而非肝主生殖。所以，当本难出现肝与生殖器的关系时，需要一个额外的解释。所以文中又出现了"筋者，聚于阴器而络于舌本"，从而可以从脏腑辨证的角度，对肝与生殖器的关系提供一个可行的解释。手太阴气绝强调的是肺合皮毛及肺与津液之间的关系，症状特征是皮节伤则皮枯毛折。肺属金，火能克金，故"丙日笃，丁日死"。《灵枢·经脉》肺手太阴之病，包括"是动则病肺胀满，膨膨而喘咳，缺盆中痛……"与"是主肺所生病者，咳，上气，喘，渴……"手少阴气绝，所强调的则是心主血脉的相关病症。心属火，水能克火，则"壬日笃，癸日死"。《灵枢·经脉》心手少阴之病，包括"是动则病嗌干，心痛，渴而欲饮"与"是主心所生病者，目黄，胁痛"。从以上内容可以看到，虽然同是以经脉理论为背景讨论临床的疾病现象，五阴气绝与《灵枢·经脉》中经脉所主的疾病表现出较为明显的差异。五阴气绝的认识成为经脉理论与脏腑辨证体系的中间形式。如果追寻更早的文献则会有不同的认识（表10）。

在《马王堆医书·阴阳脉死候》中提到了五死："唇反人盈，则肉先死""龈瘠齿长，则骨先死""面黑，目环，视斜，则气先死""汗出如丝，传而不流，则血先死""舌陷卵卷，则筋先死"。本文中"肉先死""血先死""筋先死"皆与本难内容有明显的关联。内容不详的为"骨先死"，真正有偏差的只有气先死。而气先死的内容，则合于本难之"三阴气俱绝"与《灵枢·经脉》

表10 五脏经脉气绝理论的演变

五脏	《阴阳脉死候》	《难经·二十四难》	《灵枢·经脉》五阴气绝	《灵枢·经脉》是动病	《灵枢·经脉》所生病
肾	龈臃齿长，则骨先死	足少阴气绝，即骨枯……骨肉不相亲，即肉濡而却。肉濡而却故齿长而枯，发无润泽。戊日笃，己日死	足少阴气绝则骨枯。少阴者冬脉也，伏行而濡骨髓者也，故骨不濡则肉不能著骨也；骨肉不相亲则肉软却；肉软却故齿长而枯，发无润泽；发无润泽者骨先死。戊笃己死，土胜水也	是动则病饥不欲食，面如漆柴，咳唾则有血，喝喝而喘，坐而欲起，目䀮䀮如无所见，心如悬若饥状，气不足则善恐，心惕惕如人将捕之，是为骨厥	是主肾所生病者，口热、舌干、咽肿上气、嗌干及痛、烦心心痛、黄疸、肠澼、脊股内后廉痛、痿厥、嗜卧、足下热而痛
脾	唇反人盈，则肉先死	足太阴气绝，则脉不荣其口唇……肌肉不滑泽，则肉满，肉满则唇反，唇反则肉先死，甲日笃，乙日死	足太阴气绝者则脉不荣肌肉。脉不荣则肌肉软，肌肉软则舌萎人中满；人中满则唇反，唇反者肉先死。甲笃乙死，木胜土也	是动则病舌本强，食则呕，胃脘痛，腹胀善噫，得后与气则快然如衰，身体皆重	是主脾所生病者，舌本痛，体不能动摇，食不下，烦心、心下急痛、溏、瘕、泄、水闭、黄疸、不能卧、强立股膝内肿厥，足大趾不用
肝	舌陷卵卷，则筋先死	足厥阴气绝，即筋缩引卵与舌……聚于阴器而络于舌本，故脉弗荣即筋缩急，筋缩急即引卵与舌，故舌卷卵缩，此筋先死，庚日笃，辛日死	足厥阴气绝则筋绝。厥阴者肝脉也，肝者筋之合也，筋者聚于阴器，而脉络于舌本也。故脉弗荣则筋急，筋急则引舌与卵，故唇青舌卷卵缩，则筋先死。庚笃辛死，金胜木也	是动则病腰痛不可以俯仰，丈夫㿉疝，妇人少腹肿，甚则嗌干、面尘、脱色	是主肝所生病者，胸满、呕逆、飧泄、狐疝、遗溺、闭癃

续表

五脏	《阴阳脉死候》	《难经·二十四难》	《灵枢·经脉》五阴气绝	《灵枢·经脉》是动病	《灵枢·经脉》所生病
肺		手太阴气绝，即皮毛焦。太阴者，肺也，行气温于皮毛者也。气弗荣则皮毛焦，皮毛焦则津液去。津液去则皮节伤，皮节伤则皮枯毛折。毛折者，则毛先死。丙日笃，丁日死	手太阴气绝则皮毛焦。太阴者，行气温于皮毛者也，故气不荣则皮毛焦，皮毛焦则津液去皮节；津液去皮节者，则爪枯毛折，毛折者则气先死。丙笃丁死，火胜金也	是动则病肺胀满，膨膨（别本作膨）而喘咳，缺盆中痛，甚则交两手而瞀，此为臂厥	是主肺所生病者，咳，上气喘喝，烦心胸满，臑臂内前廉痛厥，掌中热。气盛有余，则肩背痛，风寒汗出中风，小便数而欠，气虚则肩背痛寒，少气不足以息，溺色变
心	汗出如丝，传而不流，则血先死	手少阴气绝，则脉不通。血不流，色泽去。色黑如黧，此血先死。壬日笃，癸日死	手少阴……脉不通则血不流，故其面黑如漆柴者，血先死。壬笃癸死，水胜火也	是动则病嗌干心痛，渴而欲饮，是为臂厥	是主心所生病者，目黄胁痛，臑臂内后廉痛厥，掌中热痛
死候	面黑，目视斜，气先死	三阴气俱绝者，则目眩，转目瞑者为失志，失志者则志先死，死即目瞑也。六阳气俱绝者，则阴与阳相离，阴阳相离则腠理泄，绝汗乃出，大如贯珠，转出不流，即气先死	五阴气绝则目系转，转则目运；目运者为志先死；志先死则远一日半死矣。		

"五阴气俱绝"。说明本难中的文字，直接上承《马王堆医书》，本身有一个独立的发展与传承的历史，是先有以"五体"病变为代表的疾病特点，属于临床现象的总结。然后，将这些早期的临床经验与相关的组织病理学变化进行关联，最后再归属于经脉脏腑理论，才形成现在的形式与内容，进而成为沟通脏腑理论与经络理论的桥梁。

【前人著述】

王九思等《难经集注》 丁曰：所言六阳，是手足三阳也。后言阴与阳相离者，谓手三阳通天气，故曰阳也；足三阳通地气，故曰阴也。天地阴阳痞隔，所以言，阴阳相离也。

二十五难

【原文】

曰：有十二经，五脏六腑十一耳，其一经者，何等经也？

然：一经者，手少阴与心主别脉也，心主与三焦为表里，俱有名而无形，故言经有十二也。

【释义】

理论上，经脉学说与脏腑学说的关系应该是对等的。但是经脉有十二条，五脏六腑计数为十一，这是不对等的。本难明确指出，多出来的这条经脉为手厥阴心包经。手厥阴心包经与手少阳三焦经互为表里，而心包与三焦的特点皆是有名而无实，缺少具体的形态。

【问难】

心主为何意？

本难针对五脏六腑计十一个脏器与十二经脉的差异进行解释。在《灵枢·海论》对十二经脉有一个基本的认识，即"夫十二经脉者，内属于腑脏，外络于肢节"。明确了经脉与脏腑的关系。实际上，《马王堆医书》中有"足臂十一脉灸经""阴阳十一脉灸经"，此时就只有十一条经脉，恰与五脏六腑之数相合。只是当经脉理论进入"十二经脉"的时代时，才比五脏六腑多了一条经脉。本难就是对这个问题进行回答，指出多出的一条经脉是手心主心包经。值得注意的是本难认为手心主与三焦一样都是有名而无实，这个观点与一般的认识是不一样的。

在《黄帝内经》中心包还有一个别名为"膻中"。《灵枢·胀论》曰："膻中者，心主之宫城也。"《素问·灵兰秘典论》曰："膻中者，臣使之官，喜乐出焉。"《灵枢·根结》云："厥阴根于大敦，结于玉英，络于膻中。"可见膻中并非无形无象的结构，后世医家则大多认为心包是有实质性结构的。张景岳《类经图翼》曰"外有赤黄裹脂，是为心包络"，清代李潆《身经通考》曰："心包络病，笑不休，手心热，心中大热。"现代医学确认心脏外面有一层锥形的囊性膜，叫作心包，对心脏具有保护作用。

本难还提出了一个观点即"手少阴与心主别脉也"，即手心主脉是从手少阴心脉分出来的一个分支。在《灵枢·邪客》中则认为"手少阴之脉独无俞"，认为心包代心受邪，所以手少阴心经是没有俞穴的。在后文则又指出心经受病则取之于"神门"。《灵枢·九针十二原》则指出"心也，其原出于大陵，大陵二"。这些内容提示：与十一经脉相比，心包经是后出的经脉。而且先有了手心主经，然后才有了手心主内属于心包的观点。而《马王堆医书》中的"十一脉体系"也证明了心厥阴心包经是后出的。而这也证实了，中医的经络理论，是从临床实践中一点点发展完善起来的。

【前人著述】

王九思等《难经集注》　杨曰：手少阴，真心脉也。手心主，心包络脉也。二脉俱是心脉，而少阴与小肠合，心主与三焦脉合。三焦有位而无形，心主有名而无脏，故二经为表里也。五脏六腑各一脉为十一脉，心有两脉，合成十二经焉。

二十六难

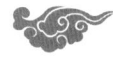

【原文】

曰：经有十二，络有十五，余三络者，是何等络也？

然：有阳络，有阴络，有脾之大络。阳络者，阳跷之络也，阴络者，阴跷之络也，故络有十五焉。

【释义】

本难是对十二经脉十五络脉体系的另一种认识。认为十五络脉的内容是，十二经脉加上脾之大络、阴跷之络与阳跷之络。

【问难】

十五络脉到底为何？

在《难经·二十三难》已经提出了十五络脉这个概念，本难则是直接解释十五络脉的内容，指出十五络脉是十二经脉之别脉，再加上脾之大络与阳跷脉、阴跷脉的络脉，则共计为十五络脉。但如前文所述，《灵枢·经脉》的观点与本难的观点并不相同。按《灵枢·经脉》篇的内容多出来的三条络脉分别是"任脉之别，名曰尾翳""督脉之别，名曰长强""脾之大络，名曰大包"。这样，我们就会发现，这些有名有姓的络脉已经有十七条了，那么还有没有别的络脉呢？既然有脾之大络，那也得有胃之大络吧。《素问·平人气象论》曰："胃之大络，名曰虚里，贯膈络肺，出于左乳下，其动应衣脉，宗气也。"所以，十五络脉这个大数是不对的了。杨玄操在对《难经·二十三难》的注解中就写明，十五络脉是凑出来的。他指出：人体经脉与络脉的总数是天地人的大数二十七。既然经脉之数是十二，那么络脉之数就只能是十五了。这也就能解释，《灵枢·经脉》与《难经》作者，虽然对十五络脉的提法不同，但总数相同的问题。而所谓的提法不同，只是从不同角度对原有的络脉体系所作出的取舍不同而已。所以《灵枢·脉度》论述阴跷与阳跷的取舍时才有"男子数其阳，女子数其阴。当数者为经，其不当数者为络也"的说法。

从理论上看，十二经脉所附属的络脉（包括脾之大络）皆双侧身体成对出现，而督络、任络、胃之大络皆是单经出现。所以，本难中以阴跷络与阳跷络入于十五络脉似更为合理。不过，现代针灸学则是以《黄帝内经》的十五络脉为准。

【前人著述】

王九思等《难经集注》 凡经脉为里，支而横者为络，络之别者为孙也。

《灵枢·脉度》 黄帝曰：跷脉有阴阳，何脉当其数？岐伯曰：男子数其阳，女子数其阴。当数者为经，其不当数者为络也。

二十七难

【原文】

曰：脉有奇经八脉者，不拘于十二经，何也？

然：有阳维，有阴维，有阳跷，有阴跷，有冲，有督，有任，有带之脉。凡此八脉者，皆不拘于经，故曰奇经八脉也。

经有十二，络有十五，凡二十七气，相随上下，何独不拘于经也？

然：圣人图设沟渠，通利水道，以备不然，天雨降下，沟渠溢满。当此之时，滂霈妄作，圣人不能复图也。此络脉满溢，诸经不能复拘也。

【释义】

本难提出了奇经八脉的名称，即阴维阳维，阴跷阳跷，冲任督带，共计八条经脉。也提出了奇经八脉的作用，即"通利水道，以备不然"。

本难提出，十二正经合十五络一共二十七气是人体气血运行的常态（常气）。而奇经八脉则是人体气血变化时的储备。如果，在二十七脉出现问题后，奇经八脉要是再失去调节能力，则人体的气血运行，就会彻底陷入混乱。

【问难】

奇经八脉的名称与意义为何？

作为有别于十二正经、十五络脉的经脉组成，奇经八脉中的八条经脉的名称都已见于《黄帝内经》。但是，这些经脉在《黄帝内经》见于不同篇章，并不统一。如阴跷与阳跷见于《灵枢·寒热病》中"头目苦痛，取之在项中两筋间，入脑乃别阴跷、阳跷，阴阳相交，阳入阴，阴出阳，交于目锐眦，阳气盛则瞋目，阴气盛则瞑目"；《灵枢·脉度》曰"跷脉者，少阴之别，起于然骨之后"；《灵枢·热病》曰"目中赤痛，从内眦始，取之阴跷"。阴维与阳维见于《素问·刺腰痛论》中"阳维之脉，脉与太阳合腨下间，去地一尺所""刺飞阳之脉，在内踝上五寸，少阴之前，与阴维之会"。带脉见于《灵枢·癫狂》，曰"带脉于腰相去三寸"。任脉、督脉、冲脉皆见于《素问·骨空论》。而关于这八条经脉的相关内容也散见于《灵枢·五音五味》《灵枢·海论》《灵枢·动输》《素问·痿论》等篇章之中。

将"奇经八脉"作为一个整体而提出来，按现有的材料来看，首见于《难经》。正是在本难中提出，将阳维脉、阴维脉、阳跷脉、阴跷脉、冲脉、任脉、督脉、带脉合称为奇经八脉。

本难同时说明了奇经八脉产生的理论依据。原文通过"圣人图设沟渠"，说明奇经八脉理论本身就是古人的一种设计。至于说"通利水道，以备不然，天雨降下，沟渠溢满"，则说明奇经八脉的作用也是气血的运行与调节通道，不过它们是十二经脉、十五络脉的备用通道，也是人体调节气血运行的最后手段。

【前人著述】

滑寿《难经本义》　虞氏曰：奇者，奇零之奇，不偶之义。谓此八脉，不系正经阴阳，无表里配合，别道奇行，故曰奇经也。

二十八难

【原文】

曰：其奇经八脉者，既不拘于十二经，皆何起何继也？

然：督脉者，起于下极之俞，并于脊里，上至风府，入属于脑。

任脉者，起于中极之下，以上毛际，循腹里，上关元，至喉咽。

冲脉者，起于气冲，并足阳明之经，夹脐上行，至胸中而散也。

带脉者，起于季胁，回身一周。

阳跷脉者，起于跟中，循外踝上行，入风池。

阴跷脉者，亦起于跟中，循内踝上行，至咽喉，交贯冲脉。

阳维、阴维者，维络于身，溢蓄不能环流灌溉诸经者也。故阳维起于诸阳会也，阴维起于诸阴交也。

比于圣人图设沟渠，沟渠满溢，流于深湖，故圣人不能拘通也，而人脉隆盛，入于八脉而不环周，故十二经亦不能拘之。

其受邪气，蓄则肿热，砭射之也。

【释义】

本难提出奇经八脉不受十二经脉的节制，而有着独立的循行走势。最后，则提出奇经八脉的走向，不进入人体的十二经脉的气血周流体系。

【问难】

奇经八脉的循行路线到底为何？

前文已经讲过，此八条经脉的名字皆见于《黄帝内经》，但是具体的经脉走向却变化极大。仅以任脉与督脉为例。

《素问·骨空论》曰"任脉者，起于中极之下，以上毛际，循腹里，上关元，至咽喉，上颐，循面，入目""督脉者，起于少腹以下骨中央；女子入系廷孔，其孔溺孔之端也，其络循阴器，合篡间，绕篡后，别绕臀，至少阴与巨阳中络者，合少阴上股内后廉，贯脊属肾，与太阳起于目内眦，上额交巅，上入络脑，还出别下项，循肩膊内，挟脊抵腰中，入循膂络肾；其男子循茎下至篡，与女子等；其少腹直上者，贯脐中央，上贯心，入喉，上颐环唇，上系两目之下中央"。从这段文字可以看到，在此处所述之任脉已经上达眼睛了，《难经》中的任脉却仅到达咽喉。同理，文中的督脉分为循身体后侧行走，"贯脊属肾""上额交巅""挟脊抵腰中"的路线；与沿身体前方行走，"少腹直上者，贯脐中央，上贯心"的路线，仅督脉自己已经可以形成完整的环周路线。所以本难中的督脉循行线路，仅有《素问·骨空论》中督脉后行线路的一半。

不过，在《灵枢·脉度》作者的认识中，任脉与督脉还是相当的，原文为"督脉、任脉，各四尺五寸，二四八尺，二五一尺，合九尺"。在《灵枢·营气》则隐隐有了任脉与督脉相互承接之意，文中出现了"其支别者，上额，循巅，下项中，循脊，入骶，是督脉也。络阴器，上过毛中，入脐中，上循腹里，入缺盆，下注肺中，复出太阴"。很显然《难经》中的这种任脉与督脉前后对应的关系形式，是本于《灵枢·脉度》的。

到了元代滑寿《十四经发挥》认为：督脉为阳脉之海，其行"督脉者，起于下极之腧。并于脊，上至风府，入脑上巅循额至鼻柱，属阳脉之海也"。又认为任脉为阴脉之海，"任脉者，起于中极之下，以上毛际，循腹，上关元，至喉咙，属阴脉之海也"，至此任脉与督脉才真正形成前后对应的经脉循行体系。所以滑寿也就有了"任与督，一源而二歧。督则由会阴而行背，任则由会阴而行腹，夫人身之有任督，犹天地之有子午也。人身之任督以腹背言，天地之子午以南北言，可以分，可以合者也。分之于以见阴阳之不杂，合之于以见浑沦之无间，一而二，二而一者也"。可以说，直到这个时间，才完成了人体任督二脉相辅相成的理论，进而使得后世出现任督小周天理论成为可能。

从《黄帝内经》到《难经》，再到《十四经发挥》的理论变迁可以看到，中医"奇经八脉"理论的形成，在历史传承中，具有一步步地研究、发展、沿革、成形的过程，而这也应该是中医理论形成的普遍规律。

【前人著述】

王九思等《难经集注》　丁曰：凡八脉为病，皆砭射取之。

二十九难

【原文】

曰：奇经之为病何如？

然：阳维维于阳，阴维维于阴，阴阳不能自相维，则怅然失志，溶溶不能自收持。阳维为病苦寒热。阴维为病苦心痛。

阴跷为病，阳缓而阴急。阳跷为病，阴缓而阳急。

冲之为病，逆气而里急。

督之为病，脊强而厥。

任之为病，其内苦结，男子为七疝，女子为瘕聚。

带之为病，腹满，腰溶溶若坐水中。

此奇经八脉之为病也。

【释义】

本难对奇经八脉所主的病症做了系统的表达。其中，阴维阳维病变多与情志相关。阴跷阳跷病变多与运动功能相关。冲脉主逆气，任脉主苦结，督脉主脊强，带脉困腰腹。

【问难】

奇经八脉主病是如何变化的?

正如十二经脉、十五络脉的标准表述，都有主穴、循行、主病等几个方面。对奇经八脉的完整表述亦不过如是。只不过，《难经》将相关内容分布于几个不同的议题。本难主要讲述奇经八脉的主病问题。

《素问·刺腰痛》曰"阳维之脉令人腰痛，痛上怫然肿""飞阳之脉令人腰痛，痛上怫怫然，甚则悲以恐。刺飞阳之脉，在内踝上五寸，少阴之前与阴维之会"，提示阳维阴维的病变一方面有腰痛，另一方面有情绪的变化。显然，本难对阴维与阳维的病变，强调了情绪变化。《灵枢·寒热病》曰"别阴跷、阳跷，阴阳相交，阳入阴，阴出阳，交于目锐眦，阳气盛则瞋目，阴气盛则瞑目"，强调的是阴跷、阳跷脉与情绪、睡眠的关系。而在本难中则强调阴跷与阳跷的病变，以肢体活动不利为主，故有"阳缓而阴急""阴缓而阳急"的说法。在《素问·骨空论》中有"任脉为病，男子内结、七疝，女子带下、瘕聚""冲脉为病，逆气里急""督脉为病，脊强反折"。可见对任脉、冲脉、督脉主病《黄帝内经》与《难经》的观点区别不大。对于带脉，《素问·痿论》曰"带脉不引，故足痿不用也"，则与《难经》区别很大。有意思的是《难经》中类似带脉的病症，见于《金匮要略》则为肾着病，原文"肾着之病，其人身体重，腰中冷，如坐水中，形如水状"。

从上文可见，从病症角度讨论奇经八脉的内容，也有一个不断进步与演化的过程。不过后世对于奇经八脉病症的认识，还是以《难经》的内容为准。

【前人著述】

李时珍《濒湖脉学》 督脉为病，脊强癫痫。任脉为病，七疝瘕坚。冲脉为病，逆气里急。带主带下，脐痛精失。阳维寒热，目眩僵仆。阴维心痛，胸胁刺筑。阳跷为病，阳缓阴急，阴跷为病，阴缓阳急。

王九思等《难经集注》 虞曰：任脉当少腹上行，故其内苦结。男子病七疝者，谓厥疝、盘疝、寒疝、症疝、跗疝、狼疝、气疝。此七病，由气血虚弱寒温不调致之也。女子病为瘕聚，瘕有八瘕，谓青瘕、黄瘕、燥瘕、血瘕、狐瘕、蛇瘕、鳖瘕、脂瘕，瘕者，谓假于物形是也。

三十难

【原文】

曰：荣气之行，常与卫气相随不？

然：经言：人受气于谷，谷入于胃，乃传与五脏六腑，五脏六腑皆受于气，其清者为荣，浊者为卫，荣行脉中，卫行脉外。营周不息，五十而复大会。阴阳相贯，如环无端。故知荣卫相随也。

【释义】

本难讨论的是荣气与卫气的关系，指出荣气与卫气皆来源于谷气。谷气通过五脏六腑传入十二经脉。此时谷气分清浊，清气为荣气，浊气为卫气。荣行脉中，卫行脉外，随十二经脉运营周身，荣养周身。

【问难】

如何认识荣气与卫气的关系？

本难从荣气与卫气的关系，引出了荣气与卫气的产生定义与功能，指出荣卫是相伴、相依、相随的关系，其分野则在于脉里与脉外的不同。该内容还见于《灵枢·营卫生会》，原文为："人受气于谷，谷入于胃，以传于肺，五脏六腑皆以受气；其清者为营，浊者为卫；营在脉中，卫在脉外。"

在《黄帝内经》中，荣气与营气相当。关于营卫运行的内容，分见于《灵枢·营卫生会》与《灵枢·五十营》等篇。它们都强调了营卫运行的特点是一昼夜运行五十周。想必这五十之数，也有来由。《周易·系辞上传》曰"大衍之数五十"，此或为五十之数的来源。《灵枢·营卫生会》关于营气的说法是"营周不休，五十度而复大会，阴阳相贯，如环无端"。意思是营气在脉道之内运行，一日一夜运行五十周。从《灵枢·五十营》曰"气行十六丈二尺，气行交通于中，一周于身"，可知人体经脉总长是按十六丈二尺来计算的。按照《灵枢·营气》原文，营气的运行只有十二经脉的循行：气从太阴出，注手阳明；注足阳明；与足太阴合；脾注心中，循手少阴；合手太阳；合足太阳；注足少阴；循心主脉；合手少阳；注足少阳；合足厥阴；从肝上注肺，完成完整的营气的气血周流。

《灵枢·营卫生会》关于卫气的说法是"卫气行于阴二十五

度，行于阳二十五度，分为昼夜，故气至阳而起，至阴而止"。意为卫气是白天行于人体的阳分，即外周肢体经络二十五周，夜间行于身体的阴分，即脏腑之间二十五周。卫气的运行模式，则见于《灵枢·卫气》："其浮气之不循经者，为卫气；其精气之行于经者，为营气""知六腑之气街者，能知解结契绍于门户；能知虚实之坚软者，知补泻之所在；能知六经标本者，可以无惑于天下"。所述十二经之标本皆本于四肢而标于躯干。可见卫气的运转是依附于十二经脉，而有自己的循行模式。所以《灵枢·营卫生会》又云"营在脉中，卫在脉外，营周不休，五十度而复大会"。

不过，按照《灵枢·脉度》的条文，气行"十六丈二尺"要包括左右跷脉，前后任脉督脉，这样经络的长度又算不齐了。可是，如果考虑到此数字是古人推论出来的，只是理论模型的类比，那么，这些数字经常计算不齐，也就是正常的了。

【前人著述】

黄竹斋《难经会通》　血为营，其原动力发于心脏之开合。气为卫，其原动力发于肺脏之吐纳。血流资气，气流依血，二者相随而行，营周不休。一日一夜五十度周于身，寅时复大会于手太阴。阴阳之气，更相贯串，流行于十二经，如环之无端。故知营卫相随而行也。

滑寿《难经本义》　经云荣者水谷之精气，卫者水谷之悍气。又云清气为荣，浊气为卫。盖统而言之，则荣卫皆水谷之气所为，故悉以气言可也。析而言之，则荣为血，则卫为气，固自有分矣。是故荣行脉中，卫行脉外，犹水泽之于川泫，风云之于太虚也。

王九思等《难经集注》　经言：清气为荣，浊气为卫，详此清浊之义，倒言之为正，恐传写误也。《阴阳应象论》曰：清阳实四肢，浊阴归六腑，即其义也。

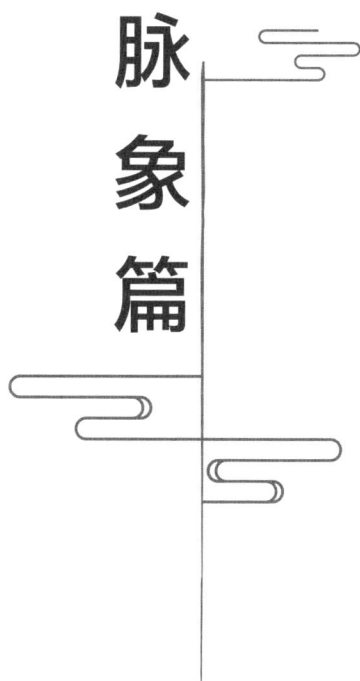

脉象篇

三十一难

【原文】

曰：三焦者，何禀何生？何始何终？其治常在何许？可晓以不？

然：三焦者，水谷之道路，气之所终始也。上焦者，在心下，下膈，在胃上口，主纳而不出；其治在膻中，玉堂下一寸六分，直两乳间陷者是。中焦者，在胃中脘，不上不下，主腐熟水谷；其治在脐旁。下焦者，当膀胱上口，主分别清浊，主出而不纳，以传道也；其治在脐下一寸。故名曰三焦，其府在气街。

【释义】

本难描述了三焦的基本概念，包括：三焦的作用，三焦的内涵，三焦的部位。认为：三焦分为上中下三焦，是基于水谷运化的认识，将相关脏器组织组合起来，形成的一个功能整体。所以《难经·二十五难》谓三焦是"有名而无形"。

【问难】

三焦应该如何定义？

本难中，三焦的认识要点是"水谷之道路"。从现代角度看，三焦是消化与吸收的主体。上焦在胃上半部分，主受纳水谷。中焦在胃中脘，主腐熟水谷。下焦在膀胱上口，主泌别清浊。从结构上说，此处之三焦，自然围绕着胃与膀胱展开。胃为上焦、中焦，肾为下焦。

回顾《黄帝内经》可见相当多的文字与本难的内容有相通之处。如《素问·灵兰秘典论》曰"三焦者，决渎之官，水道出焉"，认为三焦是行水的器官。《灵枢·营卫生会》曰："余闻上焦如雾，中焦如沤，下焦如渎。"又曰："上焦出于胃上口……热饮食下胃；中焦亦并胃中，……泌糟粕，蒸津液，化其精微，上注于肺脉，乃化而为血；下焦者……，注于膀胱，而渗入焉……"这段文字是关于三焦的一段非常重要的文字。但它与《素问·经脉别论》中"饮入于胃，游溢精气，上输于脾。脾气散精，上归于肺，通调水道，下输膀胱"这段文字近乎意同而文殊。可见，在此类语境之下，三焦这个概念，在于将人体固有的组织结构通过排列组合形成新的体系，从而具有特定的完整的功能属性。本难对三焦内容进行了进一步的升华，并指出三焦本身所属的具有调节作用的穴位，即上焦之治在膻中，中焦之治在脐旁（肓俞或天枢），下焦之治在脐下一寸（阴交）。

但是，即使在《难经》之中，也有着脱离了具体的组织形态的三焦认识。如《难经·八难》中提到"肾间动气"为"十二经脉之根，呼吸之门，三焦之原"。《难经·六十六难》则明确指出"三焦者，原气之别使也"，强调三焦与人体原气密切相关，是人体高级的调控系统。与此处之消化饮食，腐熟水谷的三焦，表现出完全不同的内涵。可以说《难经》本身在三焦概念上的不统一，给后人从不同的角度来理解与认识三焦的概念带来了空间。

在古人的认识中还有纯粹从结构角度认识三焦的内容。《东医宝鉴·三焦腑》提出："头至心为上焦，心至脐为中焦，脐至足为下焦。"将三焦作为人体分部指代。宋代陈无择著《三因极一病证方论》则曰"三焦者，有脂膜如手大，正与膀胱相对，有二白脉自中出，夹脊而上贯于脑"，将三焦指代为具体的组织器官。也有人纯从气化的角度论述三焦的实质，清代王清任对这种现象进行了总结，他在《医林改错》中指出："在《难经》一有形，一无形，又是两三焦。王叔和所谓有名无状之三焦者，盖由此也。至陈无择又脐下脂膜为三焦，袁淳甫又人身著内一层，形色最赤者为三焦，虞天民指空脑子为三焦。金一龙有前三焦，后三焦之论。论三焦者不可以指屈，有形无形，诸公尚无定准。"

在现代中医的视角中，三焦则被认为是人体体腔内诸器官在功能上的统一，分为上、中、下三焦……即上焦胸部，是指横膈以上的胸腔内诸器官的统一，包括心、肺两脏；中焦上腹部，是横膈以下，肚脐以上的腹腔内诸多器官的统一，包括脾、胃、肝、胆；下焦指下腹部，是肚脐平面以下的诸器官的统一，包括肾、膀胱、小肠、大肠、肛门。在临床上，不管人们是从什么的角度来认识与理解三焦这个概念，"水谷之道路""元气之别使"，仍是我们在治疗中使用三焦概念的基本要点。

【前人著述】

《灵枢·卫气》 请言气街：胸气有街，腹气有街，头气有街，胫气有街。故气在头者，止之于脑；气在胸者，止之膺与背腧；气在腹者，止之背腧，与冲脉，于脐左右之动脉者；气在胫者，止之于气街，与承山踝上以下。

三十二难

【原文】

曰：五脏俱等，而心肺独在膈上者何也？

然：心者血，肺者气，血为荣，气为卫，相随上下，谓之荣卫，通行经络，营周于外，故令心肺在膈上也。

【释义】

本难先提出了一个很有意思的概念——"五脏俱等"，即五脏的地位应当是一致的。此时，再进一步引出下一个问题：为什么心肺居于膈上，这是不是说，心肺比别的脏器地位高一点呢？当然不是这样的。原文提出：心肺居膈上，是因为心肺的作用是主营气血。气血的作用是荣养周身，故居膈上，与五脏的贵贱无关。

【问难】

荣卫是什么？

这段文字是设问句，似乎是要解释心肺为什么居于膈上。其内在的逻辑可以用以下的文字表达：心与肺是管理荣卫之气的，因为荣卫很重要，所以心肺很重要，因为荣卫关系很密切，所以心肺的位置就挨得很近。同样，因为心肺很重要，所以就独居膈上。这个逻辑看似不太合理。

作为现代人面对本难的这个问题，也许会认为这似乎是一个无解也无聊的问题。因为，心肺的位置与功能，是自然形成的，这又有什么道理可言？可是，如果从进化论的角度来看就不一样了。心肺关系密切，是因为有小循环的存在。心肺共同组成人体的小循环，从而完成人体内的血液与空气中的氧气与二氧化碳之间的动态交换。心肺同居膈上，为骨性的胸廓所包围，这种结构又安全，又能保证容积具有稳定的扩展性。这不正说明了，呼吸循环系统对人体的重要性吗？从这个角度看，古人的认识确实是有点道理，能够提出这样的问题，也算是有的放矢。

我们可以这样认识这段文字：所谓的气血是一个大的概念，它既能荣养周身，又能支持人体各种功能的正常表达。在此之下又可以进一步分解：其中具有形质的气就是浊气，可以表达为荣气，也可以表达为血，其主在心；其中没有具体形质的气就是清气，也可以表达为卫气，来源于肺所主呼吸之气。荣行脉中，卫行脉外，相随上下。无形的卫气推动有形的血（荣气）运转。所以，《素问·五脏生成》曰"诸血者，皆属于心""诸气者，皆属于肺"。这样的认识模型，既符合寸口脉即气口脉的认识，也符合中医的脏腑概念，可以分为形质的脏腑与功能体系的脏腑的认识。

如果将此处的文字与《难经·三十难》相比较，就又有问题了。本处指出：肺主气为卫，心主血为荣。它们共同组成荣卫体系，运达周身，荣养周身。而《难经·三十难》则指出荣卫皆来源于水谷精微物质。其中"清者为荣，浊者为卫；荣行脉中，卫行脉外"。荣卫仅仅是水谷精微的进一步分类。《素问·痹论》云"荣者，水谷之精气也""卫者，水谷之悍气也"。

按"荣"与"营"异名而同义。清代黄元御在《伤寒悬解·太阳本病》曰："在外之阳，谓之卫气。卫者，卫外而为固也。卫气之内，则为营血。营者，营运而不息也。"营卫本意就是军营与护卫的意思。当然荣，也还有荣养的意思。所以，荣为血，卫为气；荣属心，卫属气也没问题。这样我们可以看到，对荣卫的认识，具有不同的来源。但是，从功能上对于荣卫气血的认识，却又使得这些不同的来源，最终归于合流，从而形成我们现在对荣卫的认识。而这些认识，又最终归结为《灵枢·营卫生会》中的表述："营卫者，精气也。"

【前人著述】

滑寿《难经本义》 《内经》曰：膈肓之上，中有父母，此之谓也。

王九思等《难经集注》 丁曰：心肺主通天气，故在膈上。虞曰：心为帝王，高居远视，肺为华盖，位亦居膈。

三十三难

【原文】

曰：肝青象木，肺白象金；肝得水而沉，木得水而浮。肺得水而浮，金得水而沉。其意何也？

然：肝者，非为纯木也。乙角也，庚之柔，大言阴与阳，小言夫与妇，释其微阳，而吸其微阴之气。其意乐金。又行阴道多。故令肝得水而沉也。

肺者，非为纯金也。辛商也，丙之柔，大言阴与阳，小言夫与妇，释其微阴，婚而就火。其意乐火，又行阳道多。故令肺得水而浮也。

肺熟而复沉，肝熟而复浮者，何也？故知辛当归庚，乙当归甲也。

【释义】

本难纯从五行五象的角度，研究肝与肺的问题，出现一个很有意思的现象。自然环境中，木浮于水，而金沉于水。但是，五脏之肝木则沉于水，肺金则浮于水，与自然界五行指代物的特点不同。

当然，本难也是从五行类比的角度来解释这个问题，认为，肝木属脏为阴木之乙，与属阳的庚金为夫妇关系。庚金入水而沉，肝木得庚金之气，故肝木也入水而沉。同理，肺金属脏为阴金之辛，与属阳的丙火为夫妇关系。丙火质轻而浮越，肺金得丙火之气，故肺金入水而浮。

现实中，动物的肝煮熟以后，就会漂于水上；而肺煮熟后，就会沉入水中。原文的解释则是，属阴的肝木，煮熟后则化阳得甲木之气，故当浮于水面；属阴的肺金，煮熟后则化阳而得庚金之气，故当沉于水下。

【问难】

如何理解古人关于五脏五行的认识模式?

本难与《难经·三十二难》的认识逻辑相同,都是从一个具体的现象出发,提出可能的解释。最后,则将这种解释归纳成为特定的理论与观点,成为临床实践的可行途径。本难提出的现象就是:正常情况下,肝是会沉于水下,但是肝煮熟后反而会漂于水面;肺是会漂浮于水面,煮熟之后反而会沉于水下,这是为什么?

若是从现代人的角度看这个问题,应该是这样解释的:本质上讲,肝与肺都呈海绵状的结构,其内包含大量空间。所不同的是,肝里面主要容纳的是比重略大于水的血液与比重略小于水的脂肪;而肺里所容纳的却主要是比水轻很多的空气。所以,正常情况下,肝的比重比水大,故会沉于水下;肺的比重比水小很多,则会浮于水面。煮熟之后,肝与肺的体积都会缩小。肺煮熟后体积收缩,排出里边的空气,剩下的组织比重比水大,从而沉于水下;而肝煮熟后,虽然体积缩小,但排出的是比重比水重的血液,留下的大部分却是比重略小于水的脂肪,结果,就可以浮于水上。

从古人的角度来看,发现了肝肺生熟比重变化这个现象,自然就想要给它一个解释,进而从肝与肺的功能的角度,对此现象做进一步的解释与说明。但是,以古人的知识积累,显然无法顺利完成这个任务。于是只有大开脑洞,纯粹使用现成的说理工具,即"阴阳五行"理论来解释这个问题。首先确定肝的五行属性。即通过肝色为青(肝内含有青黄色的胆汁),从而确定肝属木。因为,木头应当是能够漂于水面的,但肝不能漂于水面,故肝非纯木。又肝属脏为阴,故为阴木即乙木。因为,金克木,故肝木得庚金之气,庚金为金之正气,其质重,故肝遇水而沉。肝被煮熟,即阴木得温则转阳木，得木之正气，则肝熟而浮于水。

同样的道理，肺色白（肺是结缔组织为主故色白，白为金之色）故属金。肺为阴脏，故为阴金，即辛金。火克金，则肺金得丙火之性。火性升浮，故肺遇水则浮。肺被煮熟后，肺归阳金即庚金之正气，金沉于水，故肺煮熟后则沉于水。

如果从奥卡姆剃刀原理（如无必要，勿增实体）的角度看，似乎古人的解释极为迂曲烦琐。为了解释一个小小的现象，需要利用不可靠的阴阳五行生克及十天干的理论，反复推理辩驳。但从古人的角度看，既然比重的知识还未产生，血与气以及空气的概念又模模糊糊，真正简明有效的解释反而是阴阳五行的方法。不过可以看到的是，对这个现象的一系列解释，并未能给人们带来更多的知识，也无法施用于临床实践，而无从判定其真伪。所以，从古人的角度看，对这个现象的解释，既不能判定为"是"，也不能判定为"非"。于是，这个理论推导本身，仅仅作为古人认识问题的一个例证而存在下来。

作为相关推理的一个副产品，原文指出：肝位居膈下属阴，得木之正气而浮；肺居膈上属阳，得金之正气而沉。从而为后世提出"肝体阴而用阳，肺居阳而主降"先声。而这个认知内容，在后世被不断发挥，成为临床治疗肝、肺疾病一个很重要的原则，从而具有了一定的现实意义。

【前人著述】

滑寿《难经本义》 周氏曰：肝蓄血，血，阴也，多血少气，体凝中窒，虽有脉络内经，非玲珑空虚之比，故得水而沉也。及其熟也，濡而润者，转为干燥，凝而窒者，变为通虚，宜其浮也。肺主气，气，阳也，多气少血，体四垂而轻泛，孔窍玲珑，脉络旁达，故得水而浮也。熟则体皆揪敛，孔窍坚实，轻舒者变而紧缩，宜其沉也。此物理之当然，与五行造化，默相符合耳。谢氏曰：此

因物之性而推其理也。

王九思等《难经集注》 丁曰：皆归本性也。杨曰：肝生沉而熟浮，肺生浮而熟沉，此是死则归本之义，熟喻死矣。

三十四难

【原文】

曰：五脏各有声色臭味液，皆可晓知以不？

然：《十变》言，肝色青，其臭臊，其味酸，其声呼，其液泣；心色赤，其臭焦，其味苦，其声言，其液汗；脾色黄，其臭香，其味甘，其声歌，其液涎；肺色白，其臭腥，其味辛，其声哭，其液涕；肾色黑，其臭腐，其味咸，其声呻，其液唾。是五脏声，色，臭，味，液也。

五脏有七神，各何所藏耶？

然：脏者，人之神气所舍藏也，故肝藏魂，肺藏魄，心藏神，脾藏意与智，肾藏精与志也。

【释义】

本难所述，一是五脏所主，一是五脏与七神的分属关系。

在《难经·十三难》中提到"五脏各有声色臭味"。本难即是以五行为本底对五脏所生、所喜、所主进行了系统的陈述。因内容规范而完整，故列表如下（表11）。

表11 五脏与色、臭、味、液、声、神的对应关系

脏	色（肝）	臭（心）	味（脾）	声（肺）	液（肾）	神（七）
肝	青	臊	酸	呼	泣	魂
心	赤	焦	苦	言	汗	神
脾	黄	香	甘	歌	涎	意与智
肺	白	腥	辛	哭	涕	魄
肾	黑	腐	咸	呻	唾	精与志

【问难】

问难之一：这些知识是天然存在的吗？

既言《十变》，则本难内容当与《难经·十难》的内容同出一源。然其语言的结构形式，却与《难经·十三难》类似。我们可以看到，本节的内容也许略显烦琐，但是表达结构却是清晰明了的。采用了与《难经·十三难》相似的数据推理式的认识逻辑，具体形式可以用排列组合的方法来表达。因此，特别容易利用列表的形式表现其内容，列成表格后，就可以看到作者明显是使用了取类比象的方法，来建立起完整的理论体系。但是，如果追溯到《黄帝内经》的时代，就会发现这些理论与认识从方法上来说是一贯的。但是，具体的内容却一直在纷争与妥协之中。

本难是在讲五脏五行归类与五脏喜欲的知识，相关内容也可见于《黄帝内经》，但是具体的脏腑组织功能，则多有出入。以《素问·金匮真言论》《素问·宣明五气》《素问·五脏生成》为例（表12）。从行文又可看到《黄帝内经》的文字虽然内容较多，但言语烦琐，且自身矛盾也较多。如《素问·金匮真言论》讲到五脏与星象、与五音、与数字，显然这些内容与临床关系不大。而《素问·宣明五气》中之"五味"与"五味所禁"则已经出现矛盾。按五味所论，苦入心；按"五味所禁"则是"咸走血"，故是咸味

入心了。同样的问题是，按五味而论，是咸入肾；按"五味所禁"则是"苦走骨"，故是苦味入肾了。《素问·五脏生成》对"咸走血"的问题作出了回答。而对"苦走骨"的问题，就不见进一步的理论上的解释了。出现这种现象，一方面在于《黄帝内经》本就不是一人一时所著，而是跨越了一个相当长的历史时期，是具有多位作者的一本论文集；《难经》则有明确的单一作者，其体例相对完整，内在的矛盾之处也较少。另一方面则是因为《难经》晚出，故其所述的理论内容较为合理与完备。

表12　《黄帝内经》五脏五行归类

《素问·金匮真言论》				五脏	《素问·宣明五气》			
五方	五色	五味	五臭		五味所禁	五气所病	五液	五藏
东	青	酸	臊	肝	酸走筋	语	泪	魂
南	赤	苦	焦	心	咸走血	噫、嚏	汗	神
中央	黄	甘	香	脾	甘走肉	吞	涎	意
西	白	辛	腥	肺	辛走气	咳	涕	魄
北	黑	咸	腐	肾	苦走骨	欠	唾	志

问难之二：七神的区别及其临床价值如何？

关于人体的七神问题《灵枢·本神》已经备论，原文为："故生之来谓之精；两精相搏谓之神；随神往来者谓之魂；并精而出入者谓之魄；所以任物者谓之心；心有所忆谓之意；意之所存谓之志；因志而存变谓之思；因思而远慕谓之虑；因虑而处物谓之智。"此难则完整地继承了《黄帝内经》的学说，且更为精练而准确。

从现代心理学来看，曾经认为人的心理是纯情绪化，是人体的非物质性的改变。随着心理学的发展，现在认为人的情绪变化有可能是物质的。人们的情绪会随着特定物质的变化，如特定的神经递质的变化而发生改变。从临床角度看，常见的"更年期综合征"即带有明确因激素变化带来情绪变化的问题。

人有七神的理论，将人体的情绪与意志划分出不同的特点，进而归纳于不同的脏腑。作为具有中医特色的脏腑观念，不论是从形态方面，还是从系统角度看，都是物质性的。"七神"归于五脏系统的理论，则使得中医学从物质的角度，认识与理解人体的情绪与意志，带来可能。发展至后世，相对于现代医学最终所拥有的，从神经递质角度研发的情志调节手段，中医很早就已经拥有了从物质角度调节人类情绪的方法，而且形成了诸多调节情绪的名方。如出自宋代《太平惠民和剂局方》的逍遥散，其脱胎于张仲景《金匮要略》中的当归芍药散与四逆散，就具有疏肝解郁，调畅情绪的作用。清代王清任《医林改错》血府逐瘀汤主治也包含有瞀闷、急躁、肝气病等情绪病变的症状。

【前人著述】

滑寿《难经本义》 然肺主声，肝主色，心主臭，脾主味，肾主液，五脏错综互相有之，故云十变。

王九思等《难经集注》 杨曰：肝、心、肺各有一神，脾、肾各二神，五脏合有七神。

三十五难

【原文】

曰：五脏各有所，腑皆相近，而心、肺独去大肠、小肠远者，何也？

然：经言心荣、肺卫，通行阳气，故居在上。大肠、小肠传阴气而下，故居在下。所以相去而远也。

又诸腑者，皆阳也，清净之处。今大肠、小肠、胃与膀胱，皆受不净，其意何也？

然：诸腑者谓是，非也。经言：小肠者，受盛之腑也；大肠者，传泻行道之腑也；胆，清净之腑也；胃者，水谷之腑也；膀胱者，津液之腑也。一腑犹无两名，故知非也。

小肠者，心之腑；大肠者，肺之腑；胆者，肝之腑；胃者，脾之腑；膀胱者，肾之腑。

小肠谓赤肠，大肠谓白肠，胆者谓青肠，胃者谓黄肠，膀胱者谓黑肠，下焦之所治也。

【释义】

这段文字要说明几个问题。

首先是心肺与大肠小肠的关系。作者实际上已经认可了肺与大肠相表里，心与小肠相表里的概念，所要解释的仅仅是心、肺与大肠、小肠的距离为什么那么远。解释则是：因为肺与心所通行的是水谷之中无形的精微物质，荣与卫，而为阳；而大小肠所通行的则是水谷之中有形的杂质与糟粕，而为阴。故一居膈上，一居腹中。

其次是《难经》作者对前人理论的辩驳之言。说明前人有"因为诸腑属阳，故诸腑属于清净之腑的观点"，而《难经》的作者却否定之。作者认为，与五脏相比，说五腑属阳是对的。但如果说五腑皆是清净之处，就不可以了。从功能而论，小肠是受盛之府；大肠是传泻行道之府；胆是清净之府；胃是水谷之府；膀胱是津液之府。这里只有胆才是清净之处。其余诸腑则皆不属于清净之处。

最后是从五脏五腑的角度，复述了五脏五腑相合的关系。进而从下焦立论，提出五肠的概念，认为小肠为赤肠，大肠为白肠，胆为青肠，胃为黄肠，膀胱为黑肠。

【问难】

问难之一：心肺与大小肠的关系如何？

如果，从现代中医的角度出发，对这问题的解释可以用手太阴肺经与手阳明大肠经互为表里络属，手少阴心经与手太阳小肠经表里络属来解释。《难经》作者手上显然缺少这个工具。事实上，他已经自然而然地认为，心与小肠相合，肺与大肠相合。因为，其余脏腑相合的原则是相近原则。即肝与胆相近，脾与胃相近，肾与膀胱相近。所以，此时需要解释的仅仅是，心肺与小肠大肠的距离为什么较远。作者解释为：心肺主荣卫，所主的是无形的血气，所以属阳而在上；小肠大肠主运化，所管理的是有形的水谷精微，所以属阴而居下。当然这个问题解决了，下一个问题又出现了，脏腑之中何者为阴，又何者为阳。显然以本段文字，属于脏的心肺就成了阳，而属于腑的小肠与大肠就变成了阴。当然，这也只是一个推论。作者在下一段文字中，重新强调了五腑属阳的概念。

问难之二：五腑该如何定义？

本难作者先提出了一个关于腑的概念，并否定之。这也说明当时有很多种不同的观点同时存在。这个概念就是：有人认为腑是属阳的，是清净之处。但是，事实上，大肠、小肠、胃与膀胱，所承载的都是不够洁净的水谷与糟粕，所以，这种认识是不合理的。

作者的解释为，腑是接受与容纳的意思。所以才有了"小肠者，受盛之腑也；大肠者，传泻行道之腑也；胆者，清净之腑也；胃者，水谷之腑也；膀胱者，津液之腑也"。而这些内容则已经见于《黄帝内经》。如《灵枢·本输》曰："肺合大肠，大肠者，传道之腑。心合小肠，小肠者，受盛之腑。肝合胆，胆者，中精之腑。脾合胃，胃者，五谷之腑。肾合膀胱，膀胱者，津液之腑也。……三焦者，中渎之腑也，水道出焉，属膀胱，是孤之腑也。"类似内容亦见于《素问·灵兰秘典论》："大肠者，传道之官。小肠者，受盛之官。膀胱者，州都之官，津液藏焉。"在此处，作者是将这些知识作为证据提出的。同时指出，腑是"清净"的，与腑是"受纳"的，这两个概念是对立的，是不可共存的。所以说"一腑犹无两名"。

问难之三：五肠的概念由何而出？

关于五肠的概念则牵涉古人对肠的定义。南京中医学院《难经校释》释：肠者，"畅"也。说明五腑的作用特点是，通畅条达，提示五腑共同的作用是运化水谷精微。所以，五腑为五肠是合适的，而五腑与五色的配比关系则来源于五脏与五色的配比关系。

综上所述可见，古人对于脏腑功能及脏腑的阴阳属性，有着反复的探讨与争论，并因为这些争论，形成了不同的认识理论。所以，当我们认识一个概念时，不能简单地把这个概念做字面上的直接表述，而须先对这个概念存在的前提条件进行表述，才能清晰地表达这个概念的本质。以气化与形质而论，则属于脏的心肺属阳，所主在于气化，而位居膈上；属于腑的小肠、大肠属阴，所主在于形质，而位居膈之下。但以脏腑的功能与主从而论，则是五脏为阴，五腑为阳。所以，关于脏腑的功能属性理论，直到《素问·五脏别论》指出"所谓五脏者，藏精气而不泻也，故满而不能实；六腑者，传化物而不藏，故实而不能满也"，从"藏""泻"界定脏腑的功能，才真正确定了脏腑的阴阳属性。

在先秦典籍中，有《公孙龙子》反复辩驳"白马非马"论，即提出了名实相符的命题。同理，这种思维模式在中医理论中，也反复大量地出现。如果将患者的体温作为寒热证的判断标准，则外感病体温高即为温热证，体温正常则为寒证。如果将人体正气对疾病的反应状态作为寒热证的评判标准，则体温高，手足热，有汗出为热证；体温高，手足冷，无汗出则是寒证。所以《素问·热论》提出"今夫热病者，皆伤寒之类也"，问题的关键也在于名实之辩。

从文中，对相关问题的反复辩驳可以见到，《难经》作者所处的时代正是中医脏腑理论形成的定型期。所以作者才会对这些细节问题，反复地解释与辩驳。

【前人著述】

滑寿《难经本义》 盖诸腑体为阳，而用则阴。经所谓：浊阴归六腑是也。云诸腑皆阳，清净之处，唯胆足以当之。

王九思等《难经集注》 杨曰：肠者，取其积贮热治之义也。

三十六难

【原文】

曰：脏各有一耳，肾独有两者，何也？

然：肾两者，非皆肾也。其左者为肾，右者为命门。命门者，诸神精之所舍，原气之所系也；男子以藏精，女子以系胞。故知肾有一也。

【释义】

本难提出肾有两枚，其中左肾为肾，合膀胱主津液，为五脏之一。右肾为命门，是人体精气与神气会聚的地方，是原气的根本，也与男子的精液、女子的月经关系密切。

【问难】

问难之一：肾的功能如何？

此处的认识逻辑与《难经·三十三难》是一致的，都是提出一个现象，给出一个解释，通过这个解释，引出一种理论。不过这个现象本身是有问题的。作者提出的现象是五脏之中，四脏都是只有一个，而肾脏为什么有两个？我们现在看，心脾固然只有一个，但肺与肝却是两边都有，且肺是明显分为左右的，从后文《难经·四十一难》《难经·四十二难》可知肝也是分为左右的。不过，肺与肝虽然左右皆有，但皆是以一侧为主，即肝与肺皆是以右侧为主。但是，左右之肾，形态结构，皆是相等，因此才引出了本难的内容。本难的中心点，实际是提出了"左肾右命门"的观点，为后世肾藏精，主生殖，以及肾为先天之本的理论，给出了先导。

如前所述，当我们从本难来探索肾功能的起点时，就会发现，提出这个问题的前提是不存在的。因为人固然是有两个肾，但是人也有两个肺，两个肝。所以，此条纯是设问，主要是为了提出左肾右命门的命题。而提出这个问题，则是为了解决，男子藏精，女子系胞的问题。在《马王堆医书·阴阳十一脉灸经》中有厥阴脉"丈夫㿗疝，女子则少腹肿"的内容，少阴脉却无生殖相关内容。同样，在《灵枢·经脉》肾足少阴之脉也无与生殖相关的内容，而在肝足厥阴之脉才有丈夫㿗疝、妇人少腹肿、狐疝，这些与生殖器相关的内容。所以，在以经脉理论为指导的早期中医概念之中，肾与生殖是没有关系的，反而与生殖有关的是肝。从脉法上说"左手心肝肾，右手肺脾命"，肝是在中焦的，生殖之事自然也不能归肝管。肾在下焦，故此事就该由肾管理。所以，在相对早期的理论中，肾没有与生殖相关的功能。但是，生殖器在人体的下部，下焦的相应脏器也没有其他的可以借用（男女生殖器不能通用），就只好找一个肾来从事相关的管理责任。于是，肾也就被赋予主管生殖的功能。

《灵枢·决气》曰"两神相搏，合而成形，常先身生，是谓精"，指出了精与生殖之精的关系。在《素问·金匮真言》有"夫精者，身之本也"，又有"北方黑色，入通于肾，开窍于二阴，藏精于肾"，这时的"精"是指人体内的精微物质。《素问·上古天真论》指出"肾者主水，受五脏六腑之精而藏之，故五脏盛，乃能泻"则将人体精华之精与生殖之精统为一体。后人在此方面多有发挥。清代周学海撰《读医随笔·气血精神论》曰"精有四，曰精也，血也，津也，液也"，又曰"精之以精、血、津、液，列为四者，何也？"则是提出所谓的精，有大概念与小概念之分。精的大概念，则为人体五脏精华，它参与管理了人体生长化收藏的全过程。故《素问·金匮真言论》又有"中央黄色，入通于脾，开窍于口，藏精于脾""西方白色，入通于肺，开窍于鼻，藏精于肺"的论述。精的小概念是生殖之精，这才是肾主生殖之所出。本难提出命门是"诸神精之所舍，原气之所系也"，所指的是精的大概念；"男子以藏精，女子以系胞"是指精的小概念。故本难将一身之精与生殖之精统一起来，为后世提出"肾为先天之本"张目。

问难之二：命门为何？

本难首先提出的是肾与命门所居何位的问题。《灵枢·根结》指出："太阳根于至阴，结于命门，命门者目也。"这说明，对于命门的问题，古人的认识也是不统一的。在本难中强调的是左肾右命门，肾主生殖的内容，归于右肾之命门。但在后世的发挥却未必如此。金代刘完素也是主张左肾右命门的。他在《素问病机气宜保命集·病机论》提出："左肾属水，男子藏精，女子以系胞；右肾属火，游行三焦，兴衰之道由于此。"可见他的立论是将生殖之精归于左肾，而指右肾为命门火，认为右肾命门之火是人体阳气的根本。这就与本难的内容似是而非了。

明代孙一奎则认为肾就是肾，命门则是另外一物。《医旨绪余·命门图说》曰："命门乃两肾中间之动气，非水非火，乃造化之枢纽，阴阳之根蒂。"意为，命门在两肾之中，是跳动不已的气机，也是生命的本原。显然，这种认识源出《难经·八难》"所谓生气之原者，谓十二经之根本也，谓肾间动气也"。明代赵献可则认为，命门之火在两肾皆有，《医贯·内经十二官论》曰："命门无形之火，在两肾有形之中。"明代张景岳的观点则在赵献可的观点之上，进一步提出，两肾皆是命门。《类经附翼》曰："命门总主乎两肾，而两肾皆属于命门。"

古人对命门的定位观点不一，但是对命门在人体重要性的认识却是一致的。即"命门者，诸神精之所舍，原气之所系也"。亦即命门是人体精华之所在，原气的根本，是生命的原动力。张景岳在《景岳全书·传忠录下》曰："命门为元气之根，为水火之宅，五脏之阴气非此不能滋，五脏之阳气非此不能发。"

【前人著述】

王九思等《难经集注》　丁曰：肾属水，故知以其右尺，为相火行君火之命，今亦名命门，即非肾之命门也。盖同名而异义也。

三十七难

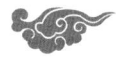

【原文】

曰：五脏之气，于何发起，通于何许，可晓以不？

然：五脏者，当上关于九窍也。故肺气通于鼻，鼻和则知香臭矣；肝气通于目，目和则知黑白矣；脾气通于口，口和则知谷味矣；心气通于舌，舌和则知五味矣；肾气通于耳，耳和则知五音矣。

五脏不和，则九窍不通；六腑不和，则留结为痈。

邪在六腑，则阳脉不和；阳脉不和，则气留之；气留之，则阳脉盛矣。邪在五脏，则阴脉不和；阴脉不和，则血留之；血留之，则阴脉盛矣。阴气太盛，则阳气不得相荣也，故曰格。阳气太盛，则阴气不得相荣也，故曰关。阴阳俱盛，不得相荣也，故曰关格。关格者，不得尽其命而死矣。

经言：气独行于五脏，不荣于六腑者，何也？

然：夫气之所行也，如水之流，不得息也。故阴脉荣于五脏，阳脉荣于六腑，如环无端，莫知其纪，终而复始，其不覆溢。人气，内温于脏腑，外濡于腠理。

【释义】

本难的内容皆出于《灵枢·脉度》。

叙述了五官与五窍的关系。即肺开窍于鼻，肝开窍于目，脾开窍于口，心开窍于舌，肾开窍于耳。

对关格的定义，认为六腑属阳居寸，邪在六腑病则寸脉大。五脏属阴居尺，邪在五脏则尺脉大。寸居阳位，主气；气滞，寸大，则为关。尺居阴位，主血；血壅，尺大，则为格。寸尺皆大，则为关格。

提出了，阴脉荣五脏，阳脉荣六腑；气则荣养周身，无关脏腑之分的问题。

【问难】

问难之一：五脏与九窍的关系为何?

在本难之中，我们可以看到，五脏与九窍的关联清晰明了，功能相属。从表面上看，这种分配是完整而有序的。但从更早的古籍来看，五脏与九窍的配属则是相互之间互不统一的。显然，这套理论也有着漫长的成形与试错的过程。本难所叙述的仅仅是诸多理论博弈的最终结果。

以时间而论，扬雄著《太玄经》是西汉末期，时间最早；班固著《白虎通义》是东汉早期，时间次之；《金匮真言》与《阴阳应象大论》则同出于《素问》，而难言先后。可见五脏与九窍的归属有一个逐渐合理化的过程，最后则排除了二阴，而又增加了舌，从而使五脏与九窍的配属达到形式上的统一。而本段中相似的内容，则见于《灵枢·脉度》，所区别仅是《灵枢·脉度》中有云"五脏常内阅于上七窍也"（表13）。

表13　五脏对九窍（七窍）理论演变

五脏	《太玄经》	《白虎通义》	《素问·金匮真言》	《素问·阴阳应象大论》	《难经·三十七难》
肝	口	目	目	目	目
心	后阴	耳	耳	舌	舌
脾	鼻	鼻	口	口	口
肺	目	口	鼻	鼻	鼻
肾	耳、前阴	双窍	二阴	耳	耳

原文中的推理过程：因为，理论上五脏之气与九窍是相通的，所以，五脏气机的变化，也可以引起相关孔窍的变化，自然，外在孔窍的变化，可以将五脏的病变显化出来。又因为六腑属阳主外，所以六腑的病变，就可以通过"痛"这种偏于阳热的形式显化出来。

问难之二：关格定义。

本难对关格的定义是从脏腑关系出发来建立的。邪在六腑则阳脉盛，阳脉盛为关；邪在五脏则阴脉盛，阴脉盛为格。阴阳俱盛为关格。

从文义上说，此处之脉即指经脉之脉。从诊断上讲可否将此转换为脉诊之脉？也可以的。这有两种解法。一种是以寸尺为阴阳：寸为阳，尺为阴，寸大为关，尺大为格，寸尺俱大为关格。另一种是以浮沉为阴阳：浮为阳，沉为阴，浮沉俱盛为关格。关格的定义还出于《灵枢·终始》，以人迎与寸口为例：人迎大四倍为外格，寸口大四倍为内关。《灵枢·脉度》曰"阴气太盛则阳气不能荣也，故曰关；阳气太盛，则阴气弗能荣也，故曰格"。故对关格的定义，以寸尺定阴阳为佳，而亦以此为本难对"关格"的定义。然对关格的定义，本难与《灵枢》恰为内外、阴阳相反，则必有一为错（简）。

在《难经·三难》中所述为"遂上鱼为溢，为外关内格""遂入尺为覆，为内关外格"。此处以寸为上为外，尺为下为内。则关为有力之脉，格为无力之脉，对关格的解释为真藏脉。故可见虽然同出《难经》一书，细究之，仍有不统一之处。

问难之三：经气与脏腑的关系如何？

此处的问题来源于《灵枢·脉度》，本书作者重复了这个问题。这个内容实际上是对前人的一个观点提出的驳斥。即前人有"气独行于五脏，不荣于六腑"的观点。本难作者则认为：五脏有属于五脏的经脉，六腑有属于六腑的经脉，它们相互贯通；气血在其中行走无碍，自然就不存在气"独"行于五脏的问题了。进一步推论，气可以依托经络的循行，内通脏腑，外络腠理，通达上下，无所不在。

【前人著述】

王九思等《难经集注》　丁曰：内外不相济，是为关格，故知死矣。

三十八难

【原文】

曰：脏唯有五，腑独有六者，何也？

然：所以腑有六者，谓三焦也，有原气之别焉。主持诸气，有名而无形，其经属手少阳，此外腑也，故言腑有六焉。

【释义】

本难仍说的是三焦的问题：认为三焦是原气的本原，主持一身之气，有名而无形。

【问难】

三焦的本体为何？

本难的主体还是在论述三焦的问题，但显然，本难所论与《难经·三十一难》不同。在《难经·三十一难》中三焦有具体的形态与定位，本难则明确提出三焦有名而无形。从三焦的功能看，《难经·三十一难》指出"三焦者，水谷之道路，气之所终始也"，强调三焦是人体水谷精液运化的总体。而本难则强调三焦是"原气之别"，总领一身之气，对人体全身的功能进行调控。

如果我们理解了三焦是功能单位，也就能理解古人对三焦的争议为何。简单点说，在古人的认识中，三焦有两个。一个是水谷之道路，如《难经·三十一难》所述；一个是原气之别使，如本难所述。所以，王清任才会说："在《难经》一有形，一无形，又是两三焦。"而《难经》的三焦之辨，恰成为后世三焦之辨的开始。

【前人著述】

王九思等《难经集注》　丁曰：其言五脏六腑者：谓五脏应地之五行，其六腑应天之六气。其言天之六气，谓三焦为相火，属手少阳，故言腑有六也。

三十九难

【原文】

曰：经言腑有五，脏有六者，何也？

然：六腑者，正有五腑也。五脏亦有六脏者，谓肾有两脏也，其左为肾，右为命门。命门者，精神之所舍也，男子以藏精，女子以系胞，其气与肾通，故言脏有六也。

腑有五者，何也？

然：五脏各一腑，三焦亦是一腑，然不属于五脏，故言腑有五焉。

【释义】

本难从另一个角度重复了《难经·三十六难》的内容，提出六脏五腑的问题。言六脏者，以五脏之中肾有二脏，一为肾，一为命门。言五腑者，则因三焦不与五脏相合，且有名无实，故不计数。

【问难】

问难之一：脏腑分类的方法有几种？

本难与之前的《难经·三十八难》是同一问题的两个方面。《难经·三十八难》的问题是：以"五脏六腑"而论，多了一个腑是什么？回答是，多的一个腑是三焦腑。本难的问题是：就"六脏五腑"而论，多的一个脏是什么？回答是，多的一个脏是命门，也即人有左右两个肾，以左肾为肾，右肾为命门。以肾脏分为两部，就有了六个脏。这个观点与《难经·三十六难》的观点是一致的。这样，关于脏腑理论，我们就有了这样的几个理论，即"五脏五腑""五脏六腑""六脏五腑"，将这几个理论统一起来，就又有了"六脏六腑"的观点。

《素问·灵兰秘典论》则合"六脏六腑"为十二官，其中说道"膻中者，臣使之官，喜乐出焉"，此处则将膻中（心包）专列为一脏，而不言命门为脏。在《灵枢·经脉》用六脏六腑合于十二经脉；有心主手厥阴心包之脉与三焦手少阳之脉互为表里。以此而论，所谓的六脏，实是有两种分法。一种是将肾一分为二，分为肾与命门，合为六脏。另一种是将心一分为二，分为心与心主（心包络），则为六脏。看来为了解决六脏六腑的问题，古人还是动了很多脑筋的。最后六脏六腑被统一于经脉理论，从而将心包络定为一脏的理论，传于后世。

问难之二：为什么一定要有三焦腑？

如果，考虑到三焦有名而无实，则五脏五腑才是脏腑观念的本来面目。如果说，五脏五腑是身体内脏的自然对应，六脏六腑是为了与十二经脉相配套解决气血周流的问题。那么，五脏六腑的认识又是从哪里来的？现在看起来，五脏六腑的观点由来应该是很久远的。在《马王堆医书·足臂十一脉灸经》与《马王堆医书·阴阳十一脉灸经》，都在强调阴五阳六的观点。而在更早一点的《吕氏春秋·达郁》则有了五脏六腑的提法："凡人三百六十节、九窍、五脏六腑。"所以五阴六阳也是古人从世界观向医学领域的借用，这就是天六地五的认识。春秋时期，左丘明《国语·周语下》曰："天六地五，数之常也。经之以天，纬之以地。经纬不爽，文之象也。"《汉书·律历志》说："天六地五，数之常也。天有六气，降生五味。夫五六者，天地之中合，而民所受以生也。"天之六气指：阴、阳、风、雨、晦、明；地之五行指：金、木、水、火、土。理解了这个问题，就可以理解，为什么要产生三焦腑。进一步而论，后人则在三焦这个概念之上，赋予它非常重要的生理功能，从而在临床实践中起到了重要的作用。

【前人著述】

滑寿《难经本义》 前篇言"脏有五、腑有六"，此言"腑有五、脏有六者"，以肾之有两也。肾之两，虽有左右命门之分，其气相通，实皆肾而已。腑有五者，以三焦配合手心主也。合诸篇而观之，谓五脏六腑可也，五脏五腑亦可也，六脏六腑亦可也。

王九思等《难经集注》 杨曰：若以正脏腑言之，则脏腑俱有五也，脏五以应地之五岳，腑五以应天之五星。若以俱六言之，则脏六以应六律，腑六以应干数。若以脏五腑六言之，则脏五以应五行，腑六以法六气。以腑五脏六言之，则脏六以法六阴，腑五以法五常。虞曰：十一之数，相因而成，故不离于五六也。《汉书》云：五六乃天地之中数也。

四十难

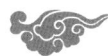

【原文】

曰：经言肝主色，心主臭，脾主味，肺主声，肾主液。鼻者肺之候，而反知香臭；耳者肾之候，而反闻声，其意何也？

然：肺者，西方金也，金生于巳，巳者南方火，火者心，心主臭，故令鼻知香臭。肾者，北方水也，水生于申，申者西方金，金者肺，肺主声，故令耳闻声。

【释义】

本难承接了《难经·三十四难》与《难经·三十七难》的内容，提出了为什么五脏功能与其所属开窍的功能，并不能统一的问题？从理论上解释鼻知香臭，耳能闻声。

认为肺开窍于鼻。肺属金，金生于巳位；巳为火位，故肺金可以生于心火。心主臭，肺承心之气，故鼻知香臭。肾开窍于耳。肾属水，水生于申位；申为金位，故肾水可以生于肺金。肺主声，肾承肺之气，故耳能听声音。

【问难】

问难之一：我们应该怎么样理解古人的认识逻辑？

这一段文字可以说是对《难经·三十七难》进一步的解释与说明。其认识逻辑却与《难经·三十二难》《难经·三十三难》相类似，是从某些客观事实出现，通过特定的理论推理，推衍出这个客观事实，反过来证明理论推衍本身的可靠性。

作者先是引用前人的理论，建立起"肝主色，心主臭，脾主味，肺主声，肾主液"的理论基础，再从此出发，做出进一步讨论。按"肝气通于目，目和则知黑白矣"，与"肝主色"是可以相合的。"心气通于舌，舌和则知五味矣"，与"心主臭"是可以相合的。"脾气通于口，口和则知谷味矣"，与"脾主味"是可以相合的。但是，"故肺气通于鼻，鼻和则知香臭矣"与"肺主声"是不能相合的；"肾气通于耳，耳和则知五音矣"与肾主液也是不能相合的，这就成为本难的讨论要点。

从古人的立场出发，本难还是通过五行生克的角度，来展开对脏腑功能的讨论。肺属金气，肺金生于巳火，故金得火气。心属于火，心主臭，故肺主鼻而能知香臭。同样道理，肾属水气，肾水生于申金，故水得金气。肺属于金，主声，故肾主耳而得闻五声。从今人的角度看，类似的理论推衍却是疑问多多。按照一般的五行生克关系，肺与心的关系是，火克金的相克关系；肾与肺的关系是，金生水的相生关系。这两种关系是对立的，不可同时出现。但文中也已经说明，此处的五行，不是我们常说的以十天干为基础的五行，而是以十二地支配属的五方五行。十二地支分四季，互为相生关系。即冬生春，春生夏，夏生秋，秋生冬，如此周流不已，而土寄四旁，这就是"五行长生"的原理。

如果换一个途径，依然按照作者的理念，纯从五行生克来解释这五脏五主，也能讲通吗？其实也能讲通的。金生于土，故金得土气。脾土主味，肺得脾气，故肺开窍于鼻，则主香臭之味，这很合理。同理，水生于金，故水得金气。肺金主声，故肾开窍于耳，而主闻声，这也很合理。本难中的解释，先从五脏五行立论，再从五行引入十二地支，进而转入五方四季，再从五方四季转回五行五脏，最后再从五脏四季引入五窍。显然，这种解释无形中多绕了很多弯路。而用心主臭，解释鼻能知臭味显然有些勉强。反过来，用五行生克的观点从脾土生肺金来解释，肺开窍于鼻主臭味，其途径更为简单清晰。但是，即使如此，仍然解释不了在配属五脏五官时，肝心脾用一套理论来解释，肺与肾却要用另一套理论来解释的尴尬。

问难之二：怎样站在新时代回顾传统？

让我们再换一个思路来考虑。既然"肺主声，故令耳闻声"，那么就配肺开窍于耳，可以吗？"肾主液"，流鼻涕是鼻子最常见的现象，那么，就配肾开窍于鼻，可以吗？或者说，因为人是会流眼泪的动物，所以，就配肾开窍于目，可以吗？这显然也是不可以的。因为，中医的这些论点，本身就是用试错法一点点总结出来的。正如在《难经·三十七难》的问难中所提示，形成"肾开窍于耳"的观点，曾经经过了很长时间的演化期。因此，这种种理论不过是说理工具，本身并不具备完整的逻辑推理功能。

更为简单直接的解释则如下：肺为什么开窍于鼻，因为肺主呼吸，鼻是呼吸道的通路，故肺开窍于鼻。知香臭，则是鼻的一种连带的功能。肾为什么开窍于耳，因为，肾主纳气，而耳朵听声音，就是受纳功能的体现。肺之主声，是声音的发出之外送。肾主纳气，是声音接受之内敛。

从临床角度，这段文字也给我们带来了很重要的启发。事实上，在临床之中，笔者处理慢性鼻炎，常会使用开通心窍的办法来治疗；而治疗耳鸣耳聋，也常常会使用宣肺化痰的方法。而这些临床技巧，不仅合于本难认识，也合于现代医学的观点。按现代医学的观点，耳鸣耳聋，一方面源于内耳的损害；另一方面则源于咽鼓管的功能异常。咽鼓管一端开口于中耳，另一端则开口于咽部。那么，治疗因为咽部异常引起的耳鸣、耳聋，耳病调肺，正得其法。同样的道理，《灵枢·根结第五》曰："命门者，目也。"从调肾气的角度，来治疗眼底病，也是中医临床的常用技法。

【前人著述】

张世贤《图注难经》 　木长生于亥，火长生于寅，金长生于巳，水长生于申，土则寄旺四季，于辰戌丑未。

黄元御《四圣心源·天人解》 　肝主五色，五脏之色，皆肝气之所入也：入心为赤，入脾为黄，入肺为白，入肾为黑。心主五臭，五脏之臭，皆心气之所入也：入脾为香，入肺为腥，入肾为腐，入肝为臊。脾主五味，五脏之味，皆脾气之所入也：入肺为辛，入肾为咸，入肝为酸，入心为苦。肺主五声，五脏之声，皆肺气之所入也：入肾为呻，入肝为呼，入心为言，入脾为歌。肾主五液，五脏之液，皆肾气之所入也：入肝为泪，入心为汗，入脾为涎，入肺为涕。

四十一难

【原文】

曰：肝独有两叶，以何应也？

然：肝者，东方木也。木者，春也。万物始生，其尚幼小，意无所亲，去太阴尚近，离太阳不远，犹有两心，故有两叶，亦应木叶也。

【释义】

本难从理论上解释了肝有两叶的问题，认为以肝属木，主春，种子发芽多有两叶，故肝亦有两叶。

【问难】

古人是如何得到对人体脏器的认识的？

关于肝与五行相配的问题在《难经·三十三难》中已经有了明确提示，即"肝青象木"，属于木是因为肝脏的颜色偏于青色。本难则从另一个角度提出了证据，即肝有两叶，其形象就像种子发芽，首先诞生出两个叶片。这就是我们所津津乐道的取类比象的认知模式。但是，取类比象只是为了简化问题，却并不是科学。

在后文的《难经·四十二难》中，作者明确指出"肝重四斤四两，左三叶右四叶，凡七叶"。这里我们可以看到几个问题。首先，肝分左右两个部分，共计七叶。肝左右两部分是不等大的。从这一点看，以肝的两叶类比植物初发的小芽，是不合适的。其次，肝的右侧部分大于左侧部分，所以肝以右侧为主。现实中，总有人站在现代医学的角度，对肝在左还是肝在右，纠缠不清。其实肝分两叶，而又以右叶为主，是古人早已经认识的一个客观现象。至于一般所说的左肝右脾，只是对肝脾功能属性的虚指，并无实际的定位意义。例如脉诊的左肝右脾，并不是肝与脾的结构定位。而是通过对肝功能的异化，所带来的一个属于肝气的意象。即肝属木，方位东，时令春，为阳气初升之象。当人正位而立，面南背北，左东右西。此时，人的左侧为木位，是阳气初生之地。故肝的功能意向为东，定位为左，象征阳气初生。

【前人著述】

滑寿《难经本义》 肝有两叶，应东方之木。木者春也，万物始生，草木甲拆，两叶之义也。越人偶有见于此，而立为论说。不必然，不必不然也。……凡读书，要须融活，不可滞泥。先儒所谓，以意逆志，是谓得之，信矣。

王九思等《难经集注》 虞曰：肝者，据大叶言之，则是两叶也。若据小叶言之，则多叶矣，解在后章。

四十二难

【原文】

曰：人肠胃长短，受水谷多少，各几何？

然：胃大一尺五寸，径五寸，长二尺六寸，横屈，受水谷三斗五升，其中常留谷二斗，水一斗五升。小肠大二寸半，径八分分之少半，长三丈二尺，受谷二斗四升，水六升三合合之大半。回肠大四寸，径一寸半，长二丈一尺，受谷一斗，水七升半。广肠大八寸，径二寸半，长二尺八寸，受谷九升三合八分合之一。故肠胃凡长五丈八尺四寸，合受水谷九斗二升一合合之大半，此肠胃长短，受水谷之数也。

肝重四斤四两，左三叶右四叶，凡七叶，主藏魂。心重十二两，中有七孔三毛，盛精汁三合，主藏神。脾重二斤三两，扁广三寸，长五寸，有散膏半斤，主裹血，温五脏，主藏意。

肺重三斤三两，六叶两耳，凡八叶，主藏魄。肾有两枚，重一斤一两，主藏志。

胆在肝之短叶间，重三两三铢，盛精汁三合。胃重二斤二两，纡曲屈伸，长二尺六寸，大一尺五寸，径五寸，盛谷二斗，水一斗五升。小肠重二斤十四两，长三丈二尺，广二寸半，径八分分之少半，左回叠积十六曲，盛谷二斗四升，水六升三合合之大半。大肠重二斤十二两，长二丈一尺，广四寸，径一寸，当脐右回十六曲，盛谷一斗，水七升半。膀胱重九两二铢，纵广九寸，盛溺九升九合。

口广二寸半，唇至齿长九分，齿以后至会厌，深三寸半，大容五合。舌重十两，长七寸，广二寸半。咽门重十二两，广二寸半，至胃长一尺六寸。喉咙重十二两，广二寸，长一尺二寸，九节。肛门重十二两，大八寸，径二寸大半，长二尺八寸，受谷九升三合八分合之一。

【释义】

本难的问题是：肠胃之长短如何？回答则明显超出了这个范围。所以本难依然只是设问，借以引出了脏腑解剖结构的问题。

本难的主要内容见于《灵枢·平人绝谷》《灵枢·肠胃》，另有五脏部分则不知所本。分别描述了人体腹腔内脏器的结构，包括：命名、大小、形态特征、内容物等，是最早的人体解剖学数据。

【问难】

问难之一：脏腑的解剖知识从哪里来？

按文献所记，最早的人体解剖记录见于《汉书·王莽传》：

"翟义党王孙庆捕得，莽使太医、尚方与巧屠共刳剥之，量度五脏，以竹筳导其脉，知所终始，云可以治病。"这显然不是最早的人体解剖实践。《灵枢·经水》曰："若夫八尺之士，皮肉在此，外可度量切循而得之，其死可解剖而视之。"可见对于古人来说，人体解剖本身并不是很难的事。更重要的是，商人重祀。现代考古发现，在殷商墓葬中有多处被肢解的人牲。在这种情况之下，掌握祭祀的祭司拥有丰富的解剖学知识，就成为很正常的事件。将这些知识传给后人，也就变成了医学典籍。

本难的问题仅仅是问胃肠的形态。回答却可以分为三段两个部分。第一段就是对问题本身的回答，第二段则是对五脏形态的表述，第三段则是对六腑及相关脏器的表述。其中第二段与第三段、第四段合在一起，是对胸腹腔内器官的汇总描述。有意思的是，第一段与第三段的表述并不统一（表14）。

表14 器官表述的差异性

第一段	第三段、第四段
胃：胃大一尺五寸，径五寸，长二尺六寸，横屈，受水谷三斗五升，其中常留谷二斗，水一斗五升	胃：胃重二斤二两，纡曲屈伸，长二尺六寸，大一尺五寸，径五寸，盛谷二斗，水一斗五升
小肠：小肠大二寸半，径八分分之少半，长三丈二尺，受谷二斗四升，水六升三合合之大半	小肠：小肠重二斤十四两，长三丈二尺，广二寸半，径八分分之少半，左回叠积十六曲，盛谷二斗四升，水六升合三合之大半
回肠：回肠大四寸，径一寸半，长二丈一尺，受谷一斗，水七升半	大肠：大肠重二斤十二两，长二丈一尺，广四寸，径一寸，当脐右回十六曲，盛谷一斗，水七升半
广肠：广肠大八寸，径二寸半，长二尺八寸，受谷九升三合八分合之一	肛门：肛门重十二两，大八寸，径二寸大半，长二尺八寸，受谷九升三合八分合之一
总计：故肠胃凡长五丈八尺四寸，合受水谷九斗二升一合合之大半，此肠胃长短，受水谷之数也	—

从上表可以清楚地看到第一段与第三段、第四段对同一内容表达的异同。从相同点看，对胃肠器官的各种相关计量的指数，达到高度统一。如胃的长度、宽度、所受水谷，小肠的长度、宽度、所受水谷，大肠的长度、宽度、所受水谷，回肠（大肠）的长度、宽度、所受水谷，广肠（肛门）的长度、宽度、所受水谷，基本上都是一样的。一般认为：汉代一尺相当于23厘米，一丈十尺。故一丈相当于2.3米。如果仅从长度看古人的观察，与现代人的测量还是有区别的。不过，这很有可能本身就是度量衡不统一造成的问题。但具体组织的比例关系却大致相当，这就从另一个方面，说明了这段文字的可靠性。与其他的文字内容相比，第一段与第三段、第四段文字则表现出很大的区别。

首先，这两部分内容对具体组织结构的表达内容是不一致的。第一段中对胃肠组织结构的表达方式为"大、径、长、谷、水"；第三段、第四段中对胃肠组织结构的表达方式为"重、长、广（大）、径、谷、水"。第三段、第四段有对重量的描写"重"，第一段中则没有。其次，对同一内容的表达方式不同。第一段言留谷，第三段、第四段言盛谷，两者皆有受谷。然后，这两部分内容中，对具体组织、器官的观察内容也不同。第一段仅述"胃、小肠、回肠、广肠"；第三段、第四段则包括了"胃、小肠、大肠、膀胱、口、齿、舌、咽门、喉咙、肛门"。第一段只是在讲胃肠的分类与结构，与本难的问题是相符的。第三段、第四段则是对胸腹腔中的空腔组织做总体的统一描述。可见，从《难经》作者所见，这三段文字的来源及其表达的内容本来是不一样的。但是，这三段文字却来源于共同的母本，只是在流传过程中，出现了差异与变化。这也说明了中医学的知识有一个很长的发展与演变的过程。

问难之二：古人对小肠与大肠是如何定义的？

在文中的第一段中出现了回肠的表达，没有大肠，却有广肠。

这是否意味着，古人已经认识到小肠可以分为空肠与回肠两部分。而在第三段中，却用大肠代替了第一段中的回肠。更重要的是，在第三段中明确提出了小肠"左回叠积十六曲"与大肠"当脐右回十六曲"的描述。这样，我们就知道所谓的"小肠、回肠"与"小肠、大肠"就是现代解剖意义上的空肠与回肠，而对这两段肠腔长度的描述，也确实符合现代医学认识中对空肠与回肠关系的表述。

现代医学认为，小肠又可分为空肠与回肠两段，空肠与回肠二者之间没有明显的分界，其区别在于空肠位于腹腔的左上侧，回肠位于右下侧。外观上，空肠管径较粗，管壁较厚，血管较多，颜色较红；而回肠管径较细，管壁较薄，血管较少，颜色较浅。此外，肠系膜的厚度从上到下逐渐变厚，脂肪含量越来越多。

值得注意的是，在第一段中，分列为小肠与回肠；同样的结构，在第二段中就分列为小肠与大肠。仅仅从颜色与外观，即可确定，空肠色红而属火，回肠色淡而属金。这样，我们可以看到，古人对于小肠与大肠的定义与现代医学概念上的小肠与大肠是不同的。古人所说的小肠属于现代医学上的空肠，古人所说的大肠则属于现代医学上的回肠。而现代医学上的大肠，古人则称为"广肠"或"肛门"。

【前人著述】

滑寿《难经本义》 　其间受盛之数，各不相同，然非大义之所关，姑阙之，以俟知音。

王九思等《难经集注》 　其升斗寸尺者，先立其尺，然后造其升斗秤两，皆以同身寸之为法。以尺造斗，斗面阔一尺，底阔七寸，高四寸，俱厚三分，可容十升。凡以木此指节者，方一寸为两，十六两为斤。此制同身寸尺升斗之度，为人肠胃斤重长短之法也。

四十三难

【原文】

曰：人不食饮，七日而死者，何也？

然：人胃中常当有留谷二斗，水一斗五升。故平人日再至圊，一行二升半，日中五升；七日五七三斗五升，而水谷尽矣。故平人不食饮七日而死者，水谷津液俱尽，即死矣。

【释义】

本难首先提出：人为什么在没有饮食的情况下，七日即会饿死。然后，通过解剖发现的客观事实，即胃肠中有大量的存留食物，对这个问题进行了回答。认为人在不饮食的情况下，就会消耗胃肠中存留的食物，当这些存留的食物消化完后，人就饿死了。

【问难】

古人的物质性思维是如何体现的？

本难的问题及回答，皆出自《灵枢·平人绝谷》。从这一段的内容来看，可以说是利用了具体的例证，来说明古人的思维方式。

正如我们常常说的，中医的认识特点是整体观念与取类比象。但是，这段文字却恰恰告诉我们，在中医传统中，数理逻辑的客观推理，也是中医的一个很重要的方面。

本难也像《难经》的其他章节一样，先提出了一个现象，即"平人不食饮，七日而死"。当然，这是一个符合现代生理学的观察。从现代医学的角度出发，我们也可以探讨人为什么会饿死这一问题。这可以从计算人每天消耗多少能量及人体有多少的能量储备来入手。即人体有多少糖的储备，多少脂肪的储备，多少蛋白质的储备，最后得出结论。显然，古人既没有相关的科学知识，也缺少相应的计量方法。所以前人只能依靠他们的直观观察，来完成相关的推理与判断。即胃中常有水谷合计三斗五升，人每天便出五升，七天排尽，水谷尽则人身死。所以，当有人说中医不科学时，我们应该知道，这更多是指古人知识体系的不完备。但是，中医的本身认识逻辑却是科学的。本节所表现的这种数理逻辑的思维方式，正是现代医学，乃至于现代科学认识论的基础。

我们公认现代医学的起源是哈维提出血液循环理论，而哈维的理论，则是对之前理论的反驳。以盖伦为主导的，西方传统医学认为：人是在肝脏形成血液，再由心脏将之推向全身，以营养全身。哈维的计算是："人体心脏左心室的容量是2盎司（57克）左右。按照心脏每小时收缩4 200次（每分钟70次），每收缩1次送出0.5盎司（14克）的血液，那么，肝脏必须每小时生产65夸脱（约89升）的血液才行。肝脏不可能在这么短的时间内产生这么多的血液，显然传统的观点是错误的。"[1]

我们可以看到，本难的认知方法与哈尔的认知方法基本是一样的。只是时代不同了，我们给其一打上"传统"的标签，却给另一个打上"现代"的标签。而从认识逻辑内在相似性来看，正是这种基于客观的理性思维，使传统的中医早早就有了面对现代科学、面向未来的勇气。

【前人著述】

王九思等《难经集注》 　丁曰：人受气于谷，以养其神，水谷尽即神去。故安谷者生，绝谷者死也。

---

[1] 哈尔·海尔曼：《医学领域的名家之争》，上海科学技术文献出版社，2011年，第7页。

四十四难

【原文】

曰：七冲门何在？

然：唇为飞门，齿为户门，会厌为吸门，胃为贲门，太仓下口为幽门，大肠小肠会为阑门，下极为魄门，故曰七冲门也。

【释义】

本难提出的七冲门的概念，认为人体的消化系统从口唇到肛门有七个组织功能的转化点，也是相邻组织器官的交界区，合称为七冲门。

【问难】

如何从解剖学出发，认识七冲门的价值？

本难的内容，仅仅是对解剖部位的命名，却可以看到古人在大体解剖学方面已经尽量做到清晰与完备。所谓的"门"字，指的是两个不同空间的阻隔与交接之处。七冲门的提出，表明古人对人体的消化系统从结构到功能的分类与分段已经有清楚的认识。不过，从工具的角度看，一把牛耳尖刀，一双肉眼的解剖也就只能是止步于此。

本难提出阑门，可见当时大肠与小肠的分段已经与现代医学意义上大肠小肠的分段相当。

【前人著述】

王九思等《难经集注》　冲者，通也，出也。言脏腑之气，通出之所也。

四十五难

【原文】

曰：经言八会者，何也？

然：腑会太仓，脏会季胁，筋会阳陵泉，髓会绝骨，血会膈俞，骨会大杼，脉会太渊，气会三焦（外一筋直两乳内也）。热病在内者，取其会之气穴也。

【释义】

本难将人体分为脏、腑、气、血、骨、髓、筋、脉八个不同的、系统化的组织结构，用以说明人体的生理与病理现象。进而建立相应的调节手段，八会穴命名之，分别为腑会中脘穴，脏会章门穴，筋会阳陵泉穴，髓会绝骨穴，血会膈俞穴，骨会大杼穴，气会膻中穴，脉会太渊穴。

【问难】

八会穴是如何提出的？

所谓的八会穴，实际上是将人体的所有组织、器官分为八个大类，分别是脏、腑、气、血、骨、髓、筋、脉。从这个概念出发，选择了八个对应的穴位，建立起人体的生理与病理调控体系。这种分类方法在现代中医看来是非常独特的分类体系。

从现在可见的医学典籍中，我们无法找到这段经文的出处。如果从《黄帝内经》所建立的组织体系看，腑有运化水谷精微的六腑，还有贮存精汁的奇恒之腑；脏则指会聚人体精华的五脏。气则有五脏之气、元气、谷气等不同。筋有十二筋经，也有约束一身的筋节。髓者，骨之充也（《素问·解精微论》）。血与气一样通达全身，濡养全身，一处不到，则一处为病；骨则是支撑人体结构的主体；脉则指向人体能够跳动的脉动点，这也是布散周身的。这些内容是混杂的，难以统一分类。

八会穴的提出，提示古人开始跳出了分段式的系统结构来认识与看待人体，而是从整体的视角来归纳与理解人体的功能。正因如此，八会的内容也成为现代辨证论治的重要内容。八会穴在现代中医临床也得到广泛应用，可指导治疗消化系统、呼吸系统、心脑血管系统、泌尿系统、运动系统、神经系统，皮肤科、妇科等疾病。[1]

【前人著述】

滑寿《难经本义》 四明陈氏曰：髓会绝骨，髓属于肾，肾主骨，与足少阳无关。脑为髓海，脑有枕骨穴；则当会枕骨，绝骨误也。古益袁氏曰：人能健步，以髓会绝骨也。肩能任重，以骨会大杼也。

四十六难

【原文】

曰：老人卧而不寐，少壮寐而不寤者，何也？

然：经言：少壮者，血气盛，肌肉滑，气道通，荣卫之行不失于常，故昼日精，夜不寤也。老人血气衰，肌肉不滑，荣卫之道

---

① 罗裕兴：《八会穴的理论探讨及临床应用的文献研究》，硕士学位论文，北京中医药大学，2009，第2页。

涩，故昼日不能精，夜不得瞑也，故知老人不得瞑也。

【释义】

本难也是提出现象引出解释，建立理论。本难提出的现象是，老年人喜欢卧床，但总是失眠。年轻人总是睡不醒，喜欢睡懒觉。给出的解释是：因为年轻人的气血旺盛，肌肉饱满，荣卫通达，故以白天精神，夜间也不失眠。老年人则是气血衰惫，肌肉枯涩，荣卫运行不利，所以，白天没精神，夜间会失眠。

【问难】

年轻人与老年人的区别是什么？

本难内容原出《灵枢·营卫生会》："老人之不夜瞑者，何气使然？少壮之人，不昼瞑者，何气使然""壮者之气血盛，其肌肉滑，气道通，营卫之行不失其常，故昼精而夜瞑。老者之气血衰，其肌肉枯，气道涩，五脏之气相搏，其营气衰少而卫气内伐，故昼不精，夜不瞑"。本难的内容对《灵枢·营卫生会》内容，有所引申与条理化。我们可以注意到的是，这一段内容的本底还是对人体生理状态的描述。进一步引申就可以表达为：年轻人与老年人，在体质上是不同的。当然由此而来，对年轻人与老年人，在临床的诊断与用药，都会有所不同。对此明代吴又可《温疫论》中有"老少异治"以论之："三春旱草，得雨滋荣；残腊枯枝，虽灌弗泽。凡年高之人，最忌剥削，设投承气，以一当十。设用参术，十不抵一。盖老年荣卫枯涩，几微之元气易耗而难复也。不比少年，气血生机甚捷，其势浡然，但得邪气一除，正气随复。"

对于本难的问题，我们可以结合现代医学的认识，提出这样的理解：人有兴奋与抑制两套调控体系。白天以兴奋体系的表达为主，夜间以抑制体系的表达为主。这两套体系之和，是一个常数。气血旺盛的人，白天兴奋的指数高，那么夜间抑制的指数也高，这样就表现为白天很精神，夜间睡眠好。气血不足的人，白天兴奋不起来，夜间也抑制不下去，就变得白天没精打采，夜间也难以睡好。从这个角度建立起关于治疗失眠的具体法则，施用于临床，就会出现比较有意思的结果。因为，纯粹按照现代医学的认识：失眠就是人体的神经兴奋性太高，所以治疗就得抑制神经兴奋性。但从本难的内容推理，临床有以虚证为主的失眠情况，也有以实证为主的失眠。对于实证为主的失眠患者，使用抑制神经兴奋性的方法就可以了。对于虚证为主的失眠患者，恰恰应该使用补益气血、兴奋神经的方法，才能有效地解决患者的问题。而这也是我在临床治疗中处理失眠的一个很有效的思路。

【前人著述】

王九思等《难经集注》 丁曰：天地交泰，日月晓昏，人之寤寐，皆相合也。少壮未损其荣卫，故寤寐与天地阴阳同变。是以昼日精强，夜得其寐也。老者损瘁，故昼日不能精强，荣卫滞涩，所以夜不得寐也。是以昼日不精，而夜不得寐也。

四十七难

【原文】

曰：人面独能耐寒者，何也？

然：人头者，诸阳之会也。诸阴脉皆至颈胸中而还，独诸阳脉皆上至头耳，故令面耐寒也。

【释义】

本难从经脉角度解释了相对于身体的其他部分，人的脸不怕冷。即十二经脉之中，阳经上头面，阴经不上头面，故面部会聚诸阳，所以不怕冷。

【问难】

从一个现象可以引出什么样的理论？

从本难中可以看到，本难的焦点是，为什么人的脸部更能耐冷？但是，这个观察却不是《难经》作者最先提出来的。

在《马王堆医书·脉法》就有"圣人寒头而暖足"的论述了，我们可以将之视为正常人的常态，即正常人的状态是头面不怕冷而脚下则宜保暖，这个现象在冬天就更为明显。所以，在《马王堆医书》中，脸不怕冷仅仅是一个现象，对于这个现象，我们也可以表述为：正常人的面部相较于双足，更不怕冷。相应观察内容，则出现于《灵枢·邪气脏腑病形》曰："天寒则裂地凌冰，其卒寒，或手足懈惰，然而其面不衣，何也？"显然，这也是对本难问题的另一种表达。原文的回答是"十二经脉，三百六十五络，其血气皆上于面而走空窍""其气之津液，皆上熏于面，而皮又厚，其肉坚，故天气甚寒，不能胜之也"。即《灵枢·邪气脏腑病形》的解释是，人体的气血上升，且面皮较厚，是脸不怕冷的原因。显然，在这里古人构建了一个生理状态，并从这个角度来回答这个问题。本难则利用了《灵枢·邪气脏腑病形》中的另一个知识"诸阳之会，皆在于面"构建了新的回答。不过，《黄帝内经》只是一般性的回答。《难经》的回答则强调了头面与身体其他部分在气血运行方面的差异，更明确，更有说服力。当然，这些观察与解释都属于生理学的内容。

当古人对头面气血运行具有特异性的认识，进入病理领域的时候，就表现为《伤寒论》中多次出现的关于"但头汗出"的认识。如《伤寒论》134条"若不结胸，但头汗出，余处无汗，齐颈而还，小便不利，身必发黄"；第136条"但结胸，无大热者，此为水结在胸胁也，但头汗出者，大陷胸汤主之"；第216条"阳明病，下血谵语者，此为热入血室，但头汗出者，刺期门，随其实而泻之，濈然汗出则愈"；第236条"阳明病，发热汗出者，此为热越，不能发黄也。但头汗出，身无汗，齐颈而还，小便不利，渴饮水浆者，此为瘀热在里，身必发黄，茵陈蒿汤主之"。

后世对此做了更多的发挥。先是从"寒头暖足"归纳成为"上清下温"，进而将之演化成为治疗的目的，再进一步则形成相应的治疗方法，即清上温下法。黄元御在《四圣心源·劳伤解·中气》中就明确提出"平人下温而上清者，以中气之善运也"，建立了健康人上清下温的生理模型。如果将这个模型反之，就是上热下寒的病理状态。"上热下寒"这种状态在《灵枢·刺节真邪》已经出现"上热下寒，视其虚脉而陷之于经络者取之"，此处的治疗之法以循经取穴为主，相应的治疗方法在后世不断积累，就渐渐形成了清上温下的治疗原则。黄元御在《四圣心源·劳伤解·血瘀》中提出，治"血瘀之证，其下宜温而上宜清，温则木生，清则火长"。《韩氏医通》所记之"黄连、肉桂"交泰丸，即是治疗上热下寒，清上温下的名方。这样我们也可以看到中医的发展特点，就是从现象开始一点点地积累知识，直到最后形成切实可行的治疗方法，而这个积累过程可以长达上千年。

【前人著述】

黄竹斋《难经会通》　盖五脏之经穴，虽不至头，而其精华之气，无不上于面。如肝气通于目，肺气通于鼻，心气通于舌，脾气通于口，肾气通于耳。读者不以辞害意可也。

王九思等《难经集注》　丁曰：天地阴阳升降，各有始终。阳气始于立春，终于立冬。阴气始于立秋，终于立夏。其小满、芒种、夏至、小暑、大暑此五节，故以法象于头，故面独能耐寒。其小雪、大雪、冬至、小寒、大寒此五节，法象人之足，亦不耐其寒。此之谓也。

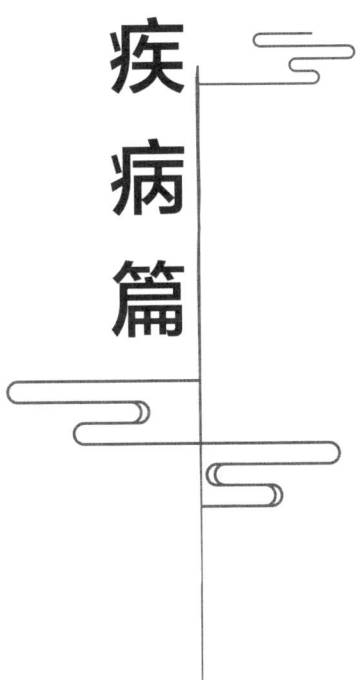

疾病篇

四十八难

【原文】

曰：人有三虚三实，何谓也？

然：有脉之虚实，有病之虚实，有诊之虚实也。

脉之虚实者，濡者为虚，紧牢者为实。病之虚实者，出者为虚，入者为实；言者为虚，不言者为实；缓者为虚，急者为实。诊之虚实者，濡者为虚，牢者为实；痒者为虚，痛者为实；外痛内快，为外实内虚；内痛外快，为内实外虚。故曰虚实也。

【释义】

本难指出，人在病理状态下，判断虚实状态的三个不同的角度：一是从脉诊的角度，判断疾病的虚实；二是从患者的自身感受，判断疾病的虚实；三是从患者的临床表现与体征，判断疾病的虚实。并将之分述为脉之虚实，病之虚实，诊之虚实。并且提出了临床上有虚实夹杂的可能性（表15）。

表15 虚实辨证要点

脉之虚实者		病之虚实者		诊之虚实者	
虚	实	虚	实	虚	实
濡者为虚	紧牢者为实	出者为虚	入者为实	濡者为虚	牢者为实
—	—	言者为虚	不言者为实	痒者为虚	痛者为实
—	—	缓者为虚	急者为实	外痛内快，为外实内虚	内痛外快，为内实外虚

【问难】

我们应该如何理解虚实概念？

本节是一个非常中医式的表达。问题是什么是虚，什么是实？

但文中对虚实概念却没有正面回答，而是举了三个体系的例子，进行了举例回答。具体地说，这个三虚三实，并不是三个具体的事件，而是从三个体系来表达中医的虚实概念。这三个体系，分别是脉诊体系，即"脉之虚实"；症状体系，即患者在疾病过程中，自己身体所能感受到的变化，即"病之虚实"；患者的体征，即医者亲自诊断，才能得到的身体异常，即"诊之虚实"。将其总结即可发现：所谓虚者，是症状与体征、脉象表现出不足的情况及病势较缓，症状较轻的情况。而症状与体征脉象表现为有余的情况及病势较急，症状较重的情况则属于实。这种情况与《素问·通评虚实论》所述"邪气盛则实，精气夺则虚"的表达是一致的。

值得重视的有以下两点。首先，本难将脉象与症状、体征并列，既点出了脉诊的重要性，又表达了中医特色。其次，在体征中提出"外痛内快，为外实内虚；内痛外快，为内实外虚"。这种区分法，让虚实概念的划分具有了更多的弹性与临床适用性。而虚实再分内外的分类方法，则是对《黄帝内经》中简单的虚实分类概念的进一步深化，它直接引出了虚实夹杂的可能性。当然，从本难内容所提出的是关于内外与虚实的辨别问题，这种分类方法给后世提出内寒外热、内热外寒的概念打开了空间。临床常见的寒热辨证，寒热错杂。上热下寒，类似的辨证内容，都是本难内容的进一步延伸。

明清医家又从正邪的角度，进一步深化了对虚实的认识。这样我们就可以从临床上，将虚实、正邪分成四种可能性，分别为：邪盛正盛、邪虚正虚、邪盛正虚、邪虚正盛。分而言之：在"邪虚正盛"这种情况下，疾病会自然痊愈，不须治疗。在"邪盛正盛"这种情况下，就会邪正相争，这就是典型的实证，疾病的症状也会特别严重，此时就要使用攻邪的办法。在"邪盛正虚"的情况下，患者处于疾病状态，虽然是实证，但临床症状未必就很严重，治疗时应该攻补兼施。如果是"邪虚正虚",则会出现病势绵绵,时轻时重的情况,这才是典型的虚证,此时治疗就得以补为主,补多攻少。

【前人著述】

徐大椿《难经经释》 出,谓精气外耗,如汗吐泻之类,凡从内出者皆是;入,谓邪气内结,如感受风寒之类,凡从外入者皆是。

滑寿《难经本义》 出者为虚,是五脏自病,由内而外,东垣所谓内伤是也;入者为实,是五邪所伤,由外而内,东垣之所谓外伤是也。

黄竹斋《难经会通·第十难》 出也,谓从内而之外,如汗、吐、泄泻、亡血、失精之类,此五脏自病,由内而之外,故为虚,东垣所谓内伤是也。入谓从外而之内,如六淫外感,与饮食结滞,此外邪所伤,由外而之内,故为实,东垣所谓外伤是也。

四十九难

【原文】

曰:有正经自病,有五邪所伤,何以别之?

然:忧愁思虑则伤心,形寒饮冷则伤肺,恚怒气逆、上而不下则伤肝,饮食劳倦则伤脾,久坐湿地、强力入水则伤肾,是正经之自病也。

何谓五邪？

然：有中风，有伤暑，有饮食劳倦，有伤寒，有中湿，此之谓五邪。

假令心病，何以知中风得之？

然：其色当赤。何以言之？肝主色，自入为青，入心为赤，入脾为黄，入肺为白，入肾为黑，肝为心邪，故知当赤色。其病身热，胁下满痛，其脉浮大而弦。

何以知伤暑得之？

然：当恶臭。何以言之？心主臭，自入为焦臭，入脾为香臭，入肝为臊臭，入肾为腐臭，入肺为腥臭，故知心病伤暑得之当恶臭。其病身热而烦，心痛，其脉浮大而散。

何以知饮食劳倦得之？

然：当喜苦味也，虚为不欲食，实为欲食。何以言之？脾主味，入肝为酸，入心为苦，入肺为辛，入肾为咸，自入为甘，故知脾邪入心，为喜苦味也。其病身热而体重嗜卧，四肢不收，其脉浮大而缓。

何以知伤寒得之？

然：当谵言妄语。何以言之？肺主声，入肝为呼，入心为言，入脾为歌，入肾为呻，自入为哭，故肺邪入心，为谵言妄语也。其病身热，洒洒恶寒，甚则喘咳，其脉浮大而涩。

何以知中湿得之？

然：当喜汗出不可止。何以言之？肾主湿，入肝为泣，入心为汗，入脾为涎，入肺为涕，自入为唾，故知肾邪入心，为汗出不可止也。其病身热而小腹痛，足胫寒而逆，其脉沉濡而大。此五邪之法也。

【释义】

本难先是叙述了外邪与五脏自病的临床变化，然后叙述了五邪与五脏主病之交错影响及所造成的疾病变化的推演。本难的内容，可以与《难经·三十四难》的内容，相互参考。

本难首先建立了五脏病自病的基本结构：心病多与思虑过度有关，肺病多与感受寒邪有关，肝病多与情绪不畅有关，脾病多与饮食不节、劳累过度有关，肾病多与感受水湿之邪有关。

其次，结合五脏自病的特点，建立了五脏病变与五邪的关系结构：以肝主色、心主臭、脾主味、肺主声、肾主湿，建立起五脏喜欲的病变表达结构（表16）。

表16　五脏病变与五邪的关系

五邪	五脏主病	肝	心	脾	肺	肾
中风	肝主色	自入为青	入心为赤	入脾为黄	入肺为白	入肾为黑
伤暑	心主臭	入肝为臊臭	自入为焦臭	入脾为香臭	入肺为腥臭	入肾为腐臭
饮食劳倦	脾主味	入肝为酸	入心为苦	自入为甘	入肺为辛	入肾为咸
伤寒	肺主声	入肝为呼	入心为言	入脾为歌	自入为哭	入肾为呻
中湿	肾主湿	入肝为泣	入心为汗	入脾为涎	入肺为涕	自入为唾

最后，通过五脏扰心具体展示五邪伤人与五脏病变之间的关系。亦即心脏与各种疾病诱因之间的关系，通过对具体临床现象的总结与回顾，详述了心脏受"中风、伤暑、饮食劳倦、伤寒、中湿"发为心病的病理过程。特别是在脉象分析中，强调脉象的变化是本脏主脉，与外邪所伤共同作用的结果。如：本为心病故五种脉象皆言"浮大"：而中风为肝邪则兼弦，伤暑自病则兼散，饮食劳倦为脾邪则兼缓，伤寒为肺邪则兼涩，中湿为肾邪则脉大而兼沉濡（表17）。

表17　五邪伤人与心病的关系

五邪	所变	所病	其脉
中风（肝）	其色当赤	病身热，胁下满痛	其脉浮大而弦
伤暑（心）	当恶臭	其病身热而烦，心痛	其脉浮大而散
饮食劳倦（脾）	当喜苦味也	身热而体重嗜卧，四肢不收	其脉浮大而缓（虚为不欲食，实为欲食）
伤寒（肺）	当谵言妄语	其病身热，恶寒，甚则喘咳	其脉浮大而涩
中湿（肾）	当喜汗出不可止	其病身热而小腹痛，足胫寒而逆	其脉沉濡而大

本难内容层层递进，构建了以五行五脏五邪为主体的疾病辨证体系。因为篇幅所限仅叙述了"心病"的辨证特点。然而肝、脾、肺、肾四脏受五邪所伤，其发病的情况则当以此为据、依次类推。从题中所列的这两个表可见，《难经》作者具有明确的数理逻辑的推理思维，而类似的内容本书并不少见。

【问难】

《难经》中的五行辨证论治的结构如何？

从题目可知，本难的内容分为"正经自病"与"五邪"互伤两个部分。

从内容可知，本难与经络没有什么关系，主要是讲五脏系统，感受外邪之后的疾病变化。所以，此处正经自病的"经"，应该解释为经常、常态，而非解释为经络。在《灵枢·百病始生》有："忧思，伤心；重寒，伤肺；忿怒，伤肝；醉以入房，汗出当风，伤脾；用力过度，若入房汗出浴水，则伤肾。"同样的内容也见于《灵枢·邪气脏腑病形》曰："愁忧恐惧则伤心。形寒饮冷则伤肺，以其两寒相感，中外皆伤，故气逆而上行。有所堕坠，恶血留内；若有所大怒，气上而不下，积于胁下，则伤肝。有所击仆，若醉入房，汗出当风，则伤脾。有所用力举重，若入房过度，汗出浴水，则伤肾。"从行文方式看《灵枢·百病始生》中的内容太简单，《灵枢·邪气脏腑病形》内容却太繁杂，都不如本难的内容清晰明了，言语通达。从内容看，本难与《黄帝内经》所异者，在于以"饮食劳倦"伤脾，代替了"醉以入房，汗出当风"伤脾；从后世的观点来看，显然本难的内容更为合理。

从表格可见，本难的内容已经形成了完整的辨证论治的规范。从《黄帝内经》与本书前边的内容可以看到，此时古人已经以五脏与五邪为核心，建立了面对疾病的，脏腑与外邪相干发病的疾病模型。其中，五脏为主导，首先是通过五脏自病，将源于解剖的形态学的脏腑学说，扩张为解释疾病证候的辨证论治体系。这种认识模式与《伤寒论》中"太阳之为病，脉浮、头项强痛而恶寒""少阳之为病，口苦、咽干、目眩""阳明之为病，胃家实是也"的认识逻辑是一致的。另外则建立了以五邪为主体的疾病的外因体系。这部分内容在《金匮要略》中表述为对风、寒、湿、雾、伤食五种外邪的认识。《金匮要略·脏腑经络先后病脉证》曰："五邪中人，各有法度，风中于前，寒中于暮，湿伤于下，雾伤于上，风令脉浮，寒令脉急，雾伤皮腠，湿流关节，食伤脾胃。"在这个体系之中，所有的疾病，都是疾病内因（五脏的内在的偏性与证候）与外因（五邪）共同作用的结果，形成"内因是基础，外因是关键"的疾病认识模型。具体的疾病的表现，则通过五脏喜欲与五脏所主相关联，起到联系内因与外因的桥梁作用。这部分内容则见于《难经·三十四难》与《难经·四十难》。

以《难经》的内容来看，将《难经·三十四难》《难经·四十难》的内容与本难内容相合，则完美地展示了古人如何建立一个完整的辨证体系的过程。首先，建立以五行五脏为主体的基本概念。其次，将这个基础扩展，从而与临床现象相互关联，这时解剖学的五脏器官就演化成为五脏体系。与此同时，古人又通过自身的切身感受，从另一个角度建立影响身体状态的、与疾病变化相关的变量体系，即五邪理论。五邪理论本身就包含有大量的对临床现象的观察。然后，利用阴阳五行学说将两组内容分别进行归纳总结。完成这些内容，才有可能以五行学说为基础，将这两组内容混编交织。从而，形成本难所体现的以五脏五邪为标志的疾病辨证体系。最后，则将之发展成为一套完整的，可以施用于临床的辨证论治体系。正如前述内容所提示的，在这个疾病模型建立的过程中，每一个节点都面临着大量的归纳、推理、试错、反馈、取舍。这也就是为什么，中医理论体系在形成期总是有着各种各样的犹豫与不确定，如《难经·四十难》所述。当这些体系一旦形成，就变得可靠而稳定。阴阳五行理论，在整个体系的形成中只是起到规范与衔接的作用。所以，阴阳五行学说，只是一个说理工具，在关于疾病的临床辨证体系形成之后，这个工具也就自然隐退。所以本难以五行五脏五邪为基础，却没有直接出现五行的字眼。

【前人著述】

滑寿《难经本义》 凡阴阳腑脏经络之气，虚实相等正也，偏虚偏实，失其正也。失其正，则为邪矣。此篇越人盖言，阴阳脏腑经络之偏虚偏实者也。由偏实也，故内邪得而生。由偏虚也，故外邪得而入。

五十难

【原文】

曰：病有虚邪，有实邪，有贼邪，有微邪，有正邪，何以别之？

然：从后来者为虚邪，从前来者为实邪，从所不胜来者为贼邪，从所胜来者为微邪，自病者为正邪。

何以言之？

假令心病，中风得之为虚邪，伤暑得之为正邪，饮食劳倦得之为实邪，伤寒得之为微邪，中湿得之为贼邪。

【释义】

本难主要是解释了几个名词，即虚邪、实邪、贼邪、微邪、正邪的含义。其指向概念与《难经·四十九难》相当，且以心病为中心，举例说明。与《难经·四十难》相比较，本难套用了五行生克的结构，却没有出现五行的字眼。此处使用了五行生克排列顺序，即木生火、火生土、火克金、金克木。

中风为木邪合肝，肝木生心火，为虚邪。伤暑为火邪合心，心邪合心病，为正邪。饮食劳倦为土邪合脾，火能生土，脾土逆传心火，为实邪。伤寒为金邪合肺，肺金反侮心火，为微邪。中湿为水邪合肾，肾水乘心火，为贼邪（图2）。

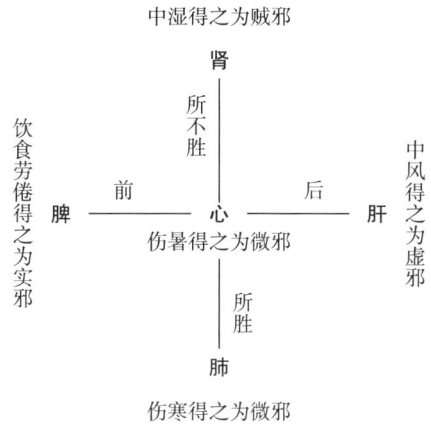

图2　五脏受病与五邪的区分

【问难】

如何利用五行生克理论来定义临床上的疾病现象?

本难虽然仅仅是几个名词的解释，也可以看到，本难中从医学病理学角度出发的五行认识，与一般意义上的五行定义有很大区别。肝主风为春而属木，心主热为夏而属火，这是没有问题。而一般所论：冬为寒属水，而本难则指为中湿；秋为燥属金，而本难则指为伤寒。脾土之邪不曰湿，而直指为饮食劳倦。这种认识与《难经·四十九难》同，属于基于临床现象的一般性的概括，与一般所言以四季气候变化所确立的五行五脏定位与属性有异。故曰：在中医体系中，五行只是个说理工具，在完整的医学辨证体系形成后，这个说理工具也就因不合时宜，而自然隐退了。

值得注意的是，此处五脏病气，相互传递，从而引起疾病的病理内容，多见于《素问·气厥论》与《素问·大奇论》。但《黄帝内经》原文有脉象的变化，有临床症状的变化，也有病气相传的病理分析。但缺少一个统领全文的"纲"，本难所体现的正是这个纲。并通过以心病为主体展示了这种病症传递的表现。相关的认识理念与表达形式，在《黄帝内经太素·寒热相移》中得到体现："肾移寒于脾，痈肿少气。五脏病传，凡有五邪，谓虚、实、贼、微、正等。邪从后来名虚邪，从前来名实邪，从所不胜来名微邪，从胜处来名贼邪，邪从自起名曰正邪。肾移寒于脾，此从不胜来也。谓肾脏得寒，传与脾脏，致令脾气不行于身，故发为痈肿。寒伤谷，故为少气也。"此段文字是以自注的形式，来表达病邪在五脏之中的传递。但与本难纲举目张，先讲理论，再举例子的写作手法相比，无疑以本难为优。

我们还要看到，同样指五邪，本难较《难经·四十九难》的定义已经有了很大的转变。《难经·四十九难》所指五邪是五种外来的病邪。本难所指的五邪，则是在《难经·四十九难》的基础之上，进一步指代病邪在五脏之间的传变关系。而在《灵枢·五邪》则又有另一种关于五邪的解释，即"邪在肺""邪在肝""邪在脾胃""邪在肾""邪在心"。像这种一词多义，名同义不同的情况，在阅读古代文献时尤其需要注意。

【前人著述】

王九思等著《难经集注》 丁曰：夫在天之寒，在地为水，在人为肾，肾主水与寒。在天之风，在地为木，在人为肝，肝主风。在天之暄暑，在地为火，在人为心，心主暑。在天之燥，在地为金，在人为肺，肺主燥。在天之湿，在地为土，在人为脾，脾主湿。此是天地人三才相通也。今经以寒合肺，以湿合肾，以饮食劳倦合脾，此三者，义理稍差，未详其旨。

五十一难

【原文】

曰：病有欲得温者，有欲得寒者，有欲得见人者，有不欲得见人者，而各不同，病在何脏腑也？

然：病欲得寒，而欲见人者，病在腑也；病欲得温，而不欲见人者，病在脏也。何以言之？腑者，阳也，阳病欲得寒，又欲见人；脏者阴也，阴病欲得温，又欲闭户独处，恶闻人声，故以别知脏腑之病也。

【释义】

本难也是对临床症状的总结与辨析。其论病则以阴阳而分脏腑。以脏为阴，腑为阳；以寒为阴，热为阳；不欲见人为阴，欲见人为阳。以阴阳归类，则成为本难之主要内容（表18）。

表18　患者喜恶分脏腑阴阳

阴阳	脏腑	寒温	见人
阴	脏	病欲得温（病寒）	不欲见人，恶闻人声
阳	腑	病欲得寒（病温）	欲见人者

【问难】

临床中，如何区别脏病与腑病？

在本难与下文的《难经·五十二难》之中，作者都在讨论如何鉴别脏病与腑病的问题。在本难中，作者建立了一种通过临床症状分析疾病在脏还是在腑的分类方法。从内容上看，疾病在脏在腑分类与病情的阴阳趋势相关。如阴主寒而阳主热，故脏为寒，而腑为热；阴主内而阳主外，故脏病不欲见人，而腑病欲见人。这样我们就可以看到，这种对疾病分类方法是一种形而上的疾病分类方法。这种认识应当是脏腑观念脱离了具体的解剖形态之后，才能形成的认识模式。显然，这种认识模式并不具有唯一性。

在《灵枢·经脉》十二经脉之中，以脏腑为统领，各经脉皆有寒热之变。如手太阴肺经有"掌中热""风寒，汗出中风"之症；手阳明大肠经则有"气有余，则当脉所过者热肿；虚则寒栗不复"之症，此则阴阳寒热皆有。手厥阴心包络之脉则有"面赤，目黄，喜笑不休"之症，显系阳证。凡十二脉皆有"热则疾之，寒则留之"的治则。说明，此十二脉所指代的脏腑皆有寒热之变，这种认识与本难的内容是不统一的。《灵枢·邪气脏腑病形》也提出，五脏六腑各有其不同的临床病症："五脏之病变"以脉诊为线索随脉象的变化各有所变；六腑病变则各从其脏腑之变，如"大肠病者，肠中切痛而鸣濯濯""胃病者，腹䐜胀，胃脘当心而痛""小肠病者，小腹痛，腰脊控睾而痛"。类似这种以症候群的变化来区别脏腑病症的方法，显然又与本难不同。

以三部九候脉诊论：虽言"左手心肝肾，右手肺脾命"，然六腑脉附寄于五脏之脉。以脉沉主里而为五脏之象，脉浮主表而为六腑之象。这也是以阴阳学说的认识为指导，区别在脏在腑的理论。清代黄宫绣引崔希范《四言脉诀》云"浮脉主表，腑病所居""沉脉主里，为寒为积"，书中又有"迟脉主脏""数脉主腑"的表述。《难经·九难》中也有类似的提法。可见在这种情况下，划分在脏在腑的依据，仍是阴阳学说的观点。

可见在传统中医体系之中，以具体临床症状分脏腑与以阴阳理论分脏腑，这两种认识模式是同时存在且可以兼容的。而其本质则在于，古人是从哪个角度来认识与利用阴阳学说。在临床实际操作中，并不能说这两种认识模式何者更好，而是要考虑，在具体的情况下哪一种模式更合适。

【前人著述】

王九思等《难经集注》 丁曰：手三阴三阳应天，主暄暑燥，病即欲得寒也。然阳者，明也，是以欲见人。阳为腑，故言病在腑也。足三阴三阳应地，主风寒湿，故病即欲得温。阴主脏，故不欲见人也。诸浮躁者，病在手；诸静不躁者，病在足。

五十二难

【原文】

曰：腑脏发病，根本等不？

然：不等也。

其不等奈何？

然：脏病者，止而不移，其病不离其处；腑病者，仿佛贲响，上下行流，居处无常。故以此知脏腑根本不同也。

【释义】

本难与《难经·九难》《难经·五十一难》的认识逻辑类似，虽然是从临床现象来讨论脏病与腑病的区别与联系，其本质依然是阴阳学说在医学临床中的应用。其立论的前提是以脏为阴，以腑为阳。自然病处固定不移的就是脏病，病处流走不定的就是腑病。

【问难】

疾病脏腑分类的意义是什么？

本难与《难经·五十一难》相同，讨论的还是脏病与腑病的分类问题。本难提出脏病居而不动，腑病走窜流行；内在依据还是脏病属阴，腑病属阳。在后文有癥瘕积聚之论，认为"癥"病与"积"病的特点是固定不移，多指腹腔内具有结构改变的器质性疾病。而"瘕"病与"聚"病的特点是游走不定，多指腹腔器官的功能性病变。故癥积属阴归于脏病，瘕聚属阳归于腑病。从临床看，癥积难治且疗效不佳，瘕聚易治疗而疗效较好。

在此二难中，我们可以看到，对于病情在脏在腑的判断，已经脱离了脏腑具体的形态，而成为对病情阴阳状态的附属，成为对疾病发展趋势的一个预判。所以，此时的脏腑概念也就蜕变成为病机概念。类似的内容，也见于《黄帝内经》。如《灵枢·行针》言："多阳者多喜，多阴者多怒""三部之气各不同，或起于阴，或起于阳""喜怒不节则伤脏，脏伤则病起于阴也"。

在认识论中，以这种理念建立起来的脏腑概念，与一般所述的以具体的器官所推衍出来的脏腑概念，是不可以类比的。我们现代中医所论述的脏腑概念，是对《难经》中阴阳脏腑概念的进一步演化，认为每一脏腑又各有其阴阳。如论心则有心阴心阳、心气心血；论肝则有肝阴肝阳、肝气肝血。这些内容，与本难的认识，已经属于两种不同的疾病认识模型了。

【前人著述】

王九思等《难经集注》 　吕曰：脏者阴，法于地，故不移动也。腑阳也，阳者法天，天有回旋不休，故病流转，居无常处也。

五十三难

【原文】

曰：经言七传者死，间脏者生，何谓也？

然：七传者，传其所胜也。间脏者，传其子也。

何以言之？

假令心病传肺，肺传肝，肝传脾，脾传肾，肾传心，一脏不再伤，故言七传者死也。间脏者，传其所生也。假令心病传脾，脾传肺，肺传肾，肾传肝，肝传心，是子母相传，竟而复始，如环无端，故曰生也。

【释义】

本难表述了"次传"与"间脏"这两种疾病传变规则的解释。按三国时吴国吕广认为此处之"七"指次。所以本难将五行脏腑的传变分为次传与间脏两种情况。次传的意思是，脏腑疾病的变化按照五行的顺序传递。间脏的意思是脏腑疾病的变化是相隔一个脏腑来传递的。

以图示之（图3）：

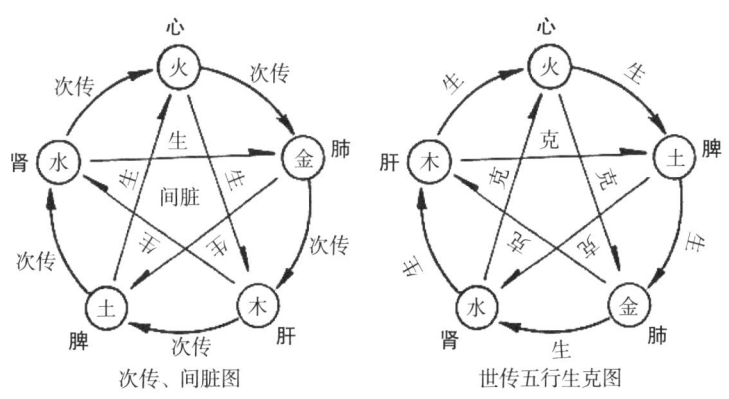

图3　五行脏腑传变演化示意图

【问难】

如何理解五行生克、次传与间脏的关系？

从图示可见：这里次传、间脏的分类，是以五行生克的规则为内涵生成的，认为次传是按五行相克的顺序进行传递，间脏则是按五行相生的顺序进行传递。所以，本难的五行生克排列顺序是以相克关系为主，依次排布的。因为，次传是五行相克关系，故曰："七传者死也"；间脏是五行相生关系，故曰"生也"。引申后世，则出现了疾病变化"相克为重，相生为轻"的观点，认为疾病按五行相克的关系传变，则会加重；疾病按五行相生的关系传变，则会减轻。

邹衍创五行终始说，提出五行相克关系是事物变化的主体。不过本难反其道而论之，以五行相胜关系为传递顺序，其内在逻辑则是相同的。西汉末年刘向、刘歆纂《洪范五行传论》提出以五行相生为主体的朝代更替观。此后，汉光武帝刘秀也认可了五行"相生说"的原理，接受了"汉应火德"的观点，并依次形成现代常见的，以五行相生为主体的五行生克关系。这也说明，本难的认识内容，当来源于东汉之前。

本难的相关内容则见于《灵枢·病传》。其文也以五行相克的关系为主体，与本难思路相同，曰："诸病以次相传，如是者，皆有死期，不可刺也。"可以认为本难"七"字本为"次"字所误的认识是正确的。所不同者《灵枢·病传》之论，以脏与腑等量观之，文中五腑也按传次之"脏"而计算，故其依次相传者五行之次也，而非脏腑之指向。故曰"病先发于肺，三日而之肝，一日而之脾，五日而之胃，十日不已，死"，是为金克木，木克土。又曰"病先发于膀胱，五日而之肾，一日而之小肠，一日而之心，二日不已"，即水克火。此文也认为，脏腑依次相传为重，间脏相传为轻，故曰："间一脏及二、三、四脏者，乃可刺也。"

值得注意的是"如环无端"这四个字。在《黄帝内经》中也有多次出现。如《灵枢·邪气脏腑病形》曰"经络之相贯，如环无端"；《灵枢·经水》曰"五脏六腑十二经水者，外有源泉，而内有所禀，此皆内外相贯，如环无端"；《灵枢·动输》曰"营卫之行也，上下相贯，如环之无端"；《灵枢·营卫生会》曰"营在脉中，卫在脉外，营周不休，五十而复大会，阴阳相贯，如环无端"。在这些地方，用"如环无端"来说明气血阴阳相互承接，运转不休的关系。《素问·六节脏象论》则曰："五运相袭，而皆治之，终期之日，周而复始，时立气布，如环无端""五运之始，如环无端"。用来说明五运四季，气运周转。更早一些的认识则来源于春秋时期的《孙子兵法》。《孙子兵法·势篇》曰："声不过五，五声之变，不可胜听也；色不过五，五色之变，不可胜观也；味不过五，五味之变，不可胜尝也；战势不过奇正，奇正之变，不可胜穷也。奇正相生如循环之无端，孰能穷之？"此处"如循环之无端"可以认为是如环无端的本体。所以此四字是古人从五行生克变化的认识开始，一点点深化、引申为人体的气血承接关系，以及疾病在人体的传变规律。

【前人著述】

王九思等《难经集注》　吕曰："七"当为"次"字之误也。此下为"间"字，故知上当为"次"。虞曰：七传者死，七字明也。吕氏以"七"为"次"深为误也。

五十四难

【原文】

曰：脏病难治，腑病易治，何谓也？

然：脏病所以难治者，传其所胜也，腑病易治者，传其子也。与七传、间脏同法也。

【释义】

此文说与七传间脏同法。实际上首先明确一个问题，即所说的七传与间脏，是以五行为核心的立论。所以，才有了脏病次传，腑病间脏的概念。

本难与《难经·五十三难》相随，从五行传变的角度看是一致的，但从脏腑病变的角度看，则是不一样的。《难经·五十三难》中提出，疾病的传变以五脏为主体、认为五脏传变，既可以次传也可以间脏。本难则与之不同，认为脏病次传，腑病间脏。显然此二难，对具体事件的认定是不同的。这也更进一步提示，中医理论更多的是一种解释性的理论（图4）。

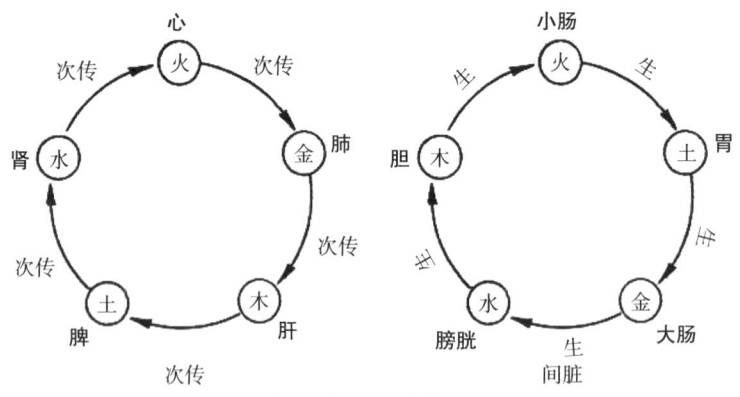

图4　次传、间脏示意图

【问难】

本难与《难经·五十三难》是一回事吗?

本难表面所提示的内容与《难经·五十三难》相仿，都在讲次传间脏的问题。但实际上，却是对《难经·五十三难》的部分否定。因为，《难经·五十三难》既有相生关系的五脏相传，也有相克关系的五脏相传。本难则直接否定五脏相传的间脏观点。认为：间脏是五腑关系的特权，五脏只有次传。此时，次传与间脏成为五行关系的特指。其完整表达为：疾病是按五行生克关系转化的。而每一行皆有脏腑之分。五脏传变，依从相克关系传变，是为次传，治疗难度大；五腑的传变，依从相生关系传变，是为间脏，治疗难度较小。

关于"脏病难治，腑病易治"的问题，可以从不同的角度来理解。《素问·玉机真脏论》提出的观点是："五脏有病，则各传其所胜。"因为脏病与腑病的传递规则不一致，认为脏病的传递是按五行相克的方式传变的，其内在的理由与本难的模式是一致的。《素问·阴阳应象大论》则提出，因为脏病与腑病的内外深浅不同，所以脏病难治，腑病易疗。原文为"故邪风之至，疾如风雨，故善治者治皮毛，其次治肌肤，其次治筋脉，其次治六腑，其次治五脏。治五脏者，半死半生也"。

在本难中，为了解释"脏病难治，腑病易治"的认识，借用了次传间脏的提法，却与《难经·五十三难》的认识产生矛盾。总结前后的文意，关于次传与间脏，我们得到了三种说法。一种是《难经·五十三难》的说法，纯以五脏五行的观点来描述；一种是本难的说法，以五脏五行为次传，以五腑五行为间脏；还有一种是《灵枢·病传》的说法，五脏五腑交替排序。这些不同的认识方法，自然会给临床医生的学习带来困惑。其实，这种种不同的说法，不过是对临床现象的解释而已。对临床医生来说，重要的是对前人经验和理论内核的认识。抓住"相生易治，相克难医；脏病难治，腑病易治"即可。

【前人著述】

滑寿《难经本义》 此特举其一偏而言尔。若脏病传其所生，亦易治；腑病专其所胜，亦难治也。

五十五难

【原文】

曰：病有积、有聚，何以别之？

然：积者，阴气也，聚者阳气也。故阴沉而伏，阳浮而动。气之所积名曰积，气之所聚名曰聚。故积者五脏所生，聚者六腑所成也。积者，阴气也，其始发有常处，其痛不离其部，上下有所终始，左右有所穷处；聚者阳气也，其始发无根本，上下无所留止，其痛无常处，谓之聚。故以是别知积聚也。

【释义】

本难提出，对积、聚这两种疾病的鉴别诊断与临床预后。认为积病属阴，病有定处，形态固定，属脏；聚病属阳，病无定处，形态不固定，属腑。

【问难】

积聚的诊断与病机分析为何?

此处承接了《难经·五十一难》与《难经·五十二难》的认识论内核。将脏腑概念本身,异化成为疾病的分类概念。在具体的认识方面,强调面对临床现象:先别阴阳,再定脏腑。同时,本难也强调了临床观察的重要性,如"其始发有常处,其痛不离其部""其始发无根本,上下无所留止,其痛无常处"。

当然,本书积聚的认识,仍然脱胎于前人的经验。在《灵枢·百病始生》中我们看到积"往来移行肠胃之间""肠后者,饥则积见,饱则积不见,按之不得";关于积的分类则有:积于孙络的孙络之积"孙络之脉而成积者",积于胃肠的"似阳明之积"。从现象上看,积未必是固定不移,痛为定处的。不过,如果读者是临床医生自然知道,此处所强调的正是饮食对腹诊查体的干扰。所以现代医学中,触诊腹部包块的要点是:空腹,松腹,屈膝。这段文字恰恰说明古人查体之时的细致。原文中另外一类积病,即"肠胃之络伤,则血溢于肠外,肠外有寒,汁沫与血相抟,则并合凝聚不得散,而积成矣。卒然外中于寒,若内伤于忧怒,则气上逆,气上逆则六输不通,温气不行,凝血蕴里而不散,津液涩渗,着而不去,而积皆成矣"。在这篇文章中可以看到有两种积的存在:一种是积位于脉,或在于孙络之脉,或在于阳明之脉,或在于伏冲之脉间,其特点则是变动不居;另一种是外溢之血与寒气交阻形成的积,"肠外有寒,汁沫与血相搏",又或兼有气郁,则化为积。原文中将此两种积称为"积之始生"与"而积成矣"。说明,这两种积皆与血脉相关,且有相互承接关系。

《灵枢·五变》则曰:"则肠胃恶,恶则邪气留止,积聚乃伤。"首先明确了积聚属于胃肠病变;其次说明了从发病角度看,积聚二病具有相关性,故可以放在一起进行讨论。张仲景《金匮要略·五脏风寒积聚病脉证并治》曰"师曰：积者，脏病也，终不移；聚者，腑病也，发作有时，展转痛移，为可治"，其下则有"积在胸中""积在喉中""积在脐旁"，则积又不一定非得是胃肠之病了。

现代中医认为积聚是以腹内结块，或胀或痛为主要临床表现的病证。临床上，又认为积和聚分别具有不同的临床特征。积则病在血分，聚而不散，痛有定处，固定不移，具有由轻到重，由小到大的特点，治疗难度大，预后不佳。聚则病在气分，时聚时散，攻冲窜痛，往往病程较短，病情较轻，治疗难度小，预后较佳。《景岳全书·积聚》将两者概括为："积者，积累之谓，由渐而成者也；聚者，聚散之谓，作止不常者也。"

积聚的脉象特点则见于《难经·十八难》。

熊宗立《勿听子俗解八十一难经》积聚癥瘕，痞块是也。脏属阴，阴沉而静，其脉亦沉而伏，主病在内，脏气之所积而成，病曰积。其病各有常处，如：肝在左侧，积亦在左胁；肺在右侧，积亦在右胁；心在脐上，肾在脐下，脾在中脘。各脏之积，各随其处，是谓上下有始终，左右有穷处，故痛不离其部位。腑属阳，阳浮而动，其脉亦浮而动也，主病在外，腑病之所聚而成，病曰聚。其病始发无根本，往来上下无定止故，故痛变无常处也。与《难经·五十二难》同义。

五十六难

【原文】

曰：五脏之积，各有名乎？以何月何日得之？

然：肝之积名曰肥气，在左胁下，如覆杯，有头足，久不愈，令人发咳逆。痎疟连岁不已，以季夏戊己日得之。何以言之？肺病传于肝，肝当传脾，脾季夏适旺，旺者不受邪，肝复欲还肺，肺不肯受，故留结为积，故知肥气以季夏戊己日得之。

心之积，名曰伏梁，起脐上，大如臂，上至心下，久不愈，令人病烦心，以秋庚辛日得之。何以言之？肾病传心，心当传肺，肺以秋适旺，旺者不受邪，心复欲还肾，肾不肯受，故留结为积。故知伏梁以秋庚辛日得之。

脾之积，名曰痞气，在胃脘，覆大如盘，久不愈，令人四肢不收，发黄疸，饮食不为肌肤，以冬壬癸日得之。何以言之？肝病传脾，脾当传肾，肾以冬适旺，旺者不受邪，脾复欲还肝，肝不肯受，故留结为积，故知痞气以冬壬癸日得之。

肺之积，名曰息贲，在右胁下，覆大如杯，久不已，令人洒淅寒热，喘咳发肺壅，以春甲乙日得之。何以言之？心病传肺，肺当传肝，肝以春适旺，旺者不受邪，肺复欲还心，心不肯受，故留结为积，故知息贲以春甲乙日得之。

肾之积，名曰贲豚，发于少腹，上至心下，若豚状，或上或下无时，久不已，令人喘逆，骨痿少气，以夏丙丁日得之。何以言之？脾病传肾，肾当传心，心以夏适旺，旺者不受邪，肾复欲还脾，脾不肯受，故留结为积，故知贲豚以夏丙丁日得之。

此五积之要法也。

【释义】

本难所述为五脏之积的特点。从行文可知五脏之积专指腹腔的病变。从疾病的定位来说，显然具体的病位与五脏本身没有关系，如心肺之积皆在于腹部，而肝之积则在左侧，皆与解剖定位不符。按本难文中之意，将相关疾病归于五脏的理由有二。一是，积所在的相对位置。以腹部为独立的诊查单位，心在中上象于夏热，肝在左象于春升，肺在右象于秋降，脾在中而象于长夏之湿土，肾在下少腹而象于冬藏。二是，具体症候之中与本脏相关的症状，如肝之积为肥气，有疟疾之作，当有寒热往来；心之积为伏梁，则有心中烦躁；脾之积为痞气，有四肢无力与黄疸；肺之积为息贲，有咳嗽气喘；肾之积名贲豚，有骨痿无力（图5）。

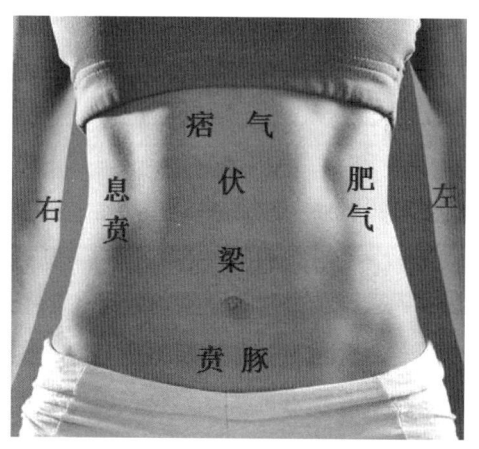

图5　五脏之积位置

【问难】

如何理解积与五脏之关系？

本难所述五脏之积皆在于腹部，按腹部的五行分野来确定"积"的五脏五行之所属。其分布方式与《难经·十六难》有一定的相关性，即肝在脐左，心在脐上，脾在脐，肺在脐右，肾在脐下。从这个角度看五行方位在腹部的分布，即：春木位东在左，以主肝木之气；夏火位南在上，以主心火之气；秋金位西在右，以主肺金之气；冬水位北在下，以主肾水之气；土居中央，以寄四旁，主脾土之气。如此看来，本难所指之五脏，非指有形的五脏器官，而是无形的五行系统。

从临床表述看，本难描写到了具体的积的形态，如肝之积如覆杯，心之积大如臂，脾之积覆大如盘，肺之积覆大如杯，肾之积若豚状。这说明本病与腹诊相关，且这些体征都是医者可以用自己的手直接摸出来。这样就可以知道，积病的发生，皆有明确的组织形态的改变。而心肝脾肺四脏之积皆固定不移，故为具体的形态学的改变。肾之积则变动不已，则应该是胃肠神经功能异常，导致胃肠功能异常所引起的，与肠道痉挛相关的疾病。

从现代医学的角度看：五积之病可以有咳嗽、疟疾、烦躁、黄疸、恶寒发热等一系列与感染相关的症状。在具有这些症状的同时，还出现肝脾肿大的疾病，皆可归类于五积的范畴。如疟疾、血吸虫病、阿米巴脓肿、伤寒副伤寒皆有可能出现五积的症状。在《金匮要略·疟病脉证并治》中提到："此结为癥瘕，名曰疟母。急治之，宜鳖甲煎丸。"《圣济总录·积聚门》则曰："癥瘕癖结者，积聚之异名也。"在现代中医，鳖甲煎丸依旧是治疗肝脾肿大的有效方剂。这说明早在东汉时期古人就已经知道，疟疾可以引起肝脾肿大，且已经有了相应的治疗方法。按原文：脾之积名为痞气，在胃脘像个倒扣的盘子，其发病特点有黄疸，这提示所谓的痞气就是肝肿大。肝之名为肥气，在左胁下却是解剖学中脾的位置，当患者脾功能亢进出现脾大时，也往往伴有多种感染因素，故有咳嗽、气喘、寒热往来等症状。肺之积名为息贲，在右胁下，却是肝脏的位置，也因常常伴有感染因素，而有咳嗽、发热、气喘，甚至有胸腔积液的情况。

在原文中，五脏之积，皆有传变与发展的过程，如："肺病传于肝，肝当传脾，脾季夏适旺，旺者不受邪，肝复欲还肺，肺不肯受，故留结为积"。故五脏之积，皆是多种传染病久治不愈，发展到后期才可能出现的情况。明代李中梓在《医宗必读·积聚》提出，积聚有一个逐步化形，渐渐加重的过程："积之成也，正气不足，而后邪气居之""初中末之三法不可不讲也"。清代尤在泾《金匮翼·积聚统论》提出积聚之病与感染因素密切相关："积聚之病，非独痰、食、气、血，即风寒外感，亦能成之。然痰、食、气、血，非得风寒，未必成积，风寒之邪，不遇痰、食、气、血，亦未必成积。"

【前人著述】

《素问·奇病论》 帝曰：病胁下满气逆，二三岁不已，是为何病？岐伯曰：病名曰息积。此不妨于食，不可灸刺。积为导引服药，药不能独治也。帝曰：人有身体髀股胻皆肿，环脐而痛，是为何病？岐伯曰：病名曰伏梁，此风根也。其气溢于大肠而着于肓，肓之原在脐下，故环脐而痛也，不可动之，动之为水溺涩之病也。

滑寿《难经本义》 越人之意，盖以五行之道，推其理势之所有者，演而成文耳。初不必论其情感，亦不必论其还不还，与其必然否也。读者，但以其所胜传不胜，及王者不受邪，遂留结为积观之，则不以辞害志，而思过半矣。

王九思等《难经集注》 杨曰：此病状似豚而上冲心，又有奔豚之气，非此积病也，名同而疾异焉。

五十七难

【原文】

曰：泄凡有几？皆有名不？

然：泄凡有五，其名不同，有胃泄，有脾泄，有大肠泄，有小肠泄，有大瘕泄，名曰后重。

胃泄者，饮食不化，色黄。

脾泄者，腹胀满，泄注，食即呕吐逆。

大肠泄者，食已窘迫，大便色白，肠鸣切痛。

小肠泄者，溲而便脓血，少腹痛。

大瘕泄者，里急后重，数至圊而不能便，茎中痛。

此五泄之要法也。

【释义】

本难是对腹泻的分类诊断。与前边的内容不同，未用五脏辨证的体系，更多地使用了通过临证症状，对疾病进行分类的方法。从临床经验的角度出发，对腹泻进行了统一的分析与归纳。鉴于《黄帝内经》中对腹泻的认识并不系统。则本难的内容，有可能有两个来源。一是来源于《难经》作者所见到的现代已经见不到的更为古老的医籍，二是这本身就是《难经》作者自身临床经验的总结。

本难是以腹泻为中心，通过对临床现象的总结，将腹泻分为五种。其中，腹泻兼有大便中未能完全消化的食物残渣，即为胃泄。腹泻兼有腹胀满、大便稀薄，食入即吐者，即为脾泄。餐后即泻，伴有肠鸣腹痛、大便色白的，即为大肠泄。腹泻，且大小便俱下、大便中有脓血、小腹疼痛的，即为小肠泄。腹泻，则有里急后重，大便不畅，外阴疼痛的，即为大瘕泄。

【问难】

古人是如何认识腹泻的?

要想知道古人是如何认识腹泻的,先想想今人是如何认识腹泻的。从现代医学的角度,我们可以看到腹泻,有细菌引起的腹泻,如痢疾杆菌、霍乱弧菌、伤寒杆菌等;病毒引起的腹泻,如诺如病毒;胃肠本身的功能紊乱,如肠易激综合征等;多种免疫功能紊乱所致的腹泻,如溃疡性结肠炎、克罗恩病等;消化道的结构性损害,如肠道内的肿瘤等,不一而足。当然,对于没有显微镜、没有手术刀、没有相应科学技术作背景支持的古人,根本没有可能产生如此复杂的疾病分类。那么,不做疾病分类,直接止泻可以吗?就像古人已经找到了一些很好的止泻剂,如石榴皮含有大量的鞣酸可以起到涩肠止泻的作用,禹余粮具有丰富的蜂窝状结构,具有收涩止泻的作用,类似的中药还有赤石脂、诃子等。从临床医生的角度来回答,则是不可以。因为,过早用收涩止泻药,不仅会掩盖病情,还会给患者带来额外的伤害。所以,腹泻之时,不可轻易使用收涩止泻剂,是古人治疗腹泻一个很重要的原则。治疗腹泻的前提还是先对疾病进行分析与分类;然后,各从其类,分而治疗。

如果从《黄帝内经》的角度看,此时对于泄泻的问题,尚未形成系统的认识。如《素问·生气通天论》曰:"因而饱食,筋脉横解,肠澼为痔""春伤于风,邪气留连,乃为洞泄"。《素问·阴阳应象大论》曰:"清气在下,则生飧泄。"《素问·气交变大论》曰:"岁土太过,雨湿流行,肾水受邪……病腹满,溏泄,肠鸣……""岁水不及,湿乃大行……民病腹满身重,濡泄……"。《素问·六元正纪大论》曰:"民病寒湿,发肌肉萎,足痿不收,濡泻""火郁之发……注下,温疟,腹中暴痛""寒至则坚否,腹满,痛急,下利之病生矣。热至则身热,吐下,霍乱,痈疽,疮疡,瞀郁,注下……"。可见与泄泻相关的疾病有:肠澼、洞泄、飧泄、溏泄、濡泄、注下、下利、吐下、霍乱等。其内容则是病因病机加上临床症状形成的诊断。当然，古代的中医学者也已经意识到这个问题，因而对泄泻的名实分辨，多有论述。元代罗天益在《卫生宝鉴·泄痢门》言："《内经》云，湿胜则濡泄。故洞泄如水，随气而下，谓之濡泄。"清代沈金鳌《杂病源流犀烛·泄泻源流》言："唯濡泄一症，又名洞泄，乃为湿自甚，即脾虚泄也。"《难经》作者则提出了五泄，力图从泄泻的病因、病机、诊断、鉴别诊断的角度，对泄泻进行一体化的分析。

在没有足够的科学技术作支撑的情况下，《难经》作者另辟蹊径，从人体对疾病反应的角度来认识与处理腹泻，形成以腹泻为中心的症候群的分类处理方式。本难分腹泻为：胃泄、脾泄、大肠泄、小肠泄、大瘕泄五类，每一种分类模式皆是腹泻为主症加上相关症状共同组成。如胃泄即腹泻加大便色黄，其中挟有不消化的食物为特征；脾泄则是腹泻再加上腹部胀满、大便如水及时有呕吐为特征；其余则依次类推。这样立足于人体对疾病变化的分类方法，虽然不能像现代医学那样清晰地分析出每一种腹泻的病因，但在生产力低下的古代，应付日常的疾病治疗，则已经够用了。

从现代医学的角度来看，胃泄的特点是大便中有食物残渣，可以判断为消化不良，应该使用消食导滞药来治疗。脾泄的特点是腹泻与腹胀同时出现，并有食后呕吐、腹泻如水的症状，霍乱与病毒感染都会出现类似的情况。大肠泄则是在腹泻同时，伴有食后欲泄，大便色白，腹中肠鸣、疼痛，多见于肠道菌群紊乱及肝胆疾病。小肠泄的特点是小便时也会有大便排出，且大便中有脓血，小腹痛，多见于肠道内有炎症或溃疡面的疾病。大瘕泄的特点是里急后重，大便溏而不畅，甚则阴茎痛，这也是肠炎的特征。这样，我们就可以从症状的角度，对腹泻做出基本的分析与判断，从而为下一步的治疗提供指导性的意见。王洪图的《难经白话解》指出：

"后世则根据证候的性质分为两大类，即腹泻与痢疾。"但是，如果从现代医学的认识观点回头，则本难的分类方法对临床实践具有更多的实用性及指导价值。

最后还应看到，本难其实是一篇没有进化完全的文字。此五泄之名，属于五脏者有一，即为脾泄；属于六腑者有三，即胃泄、大肠泄、小肠泄；属于症候者有一，即大瘕泄。所以此五泄之诊断与命名，并未完全统一，而有进一步进化的可能。即名为"五"，则当以五泄分属五行而归于五脏，从而完成对五泄命名的最后阶段，试论述之。

胃泄当命名为脾泄而归之于土，其理由如下"胃主受纳，脾主运化"，食谷不化为运化功能不足，黄属土色，故胃泄属土命为脾泄。脾泄当命名为肝泄，而归之于木，其理由为：肝主疏泄，腹部胀满、食入即吐当为脾土壅滞，运化不能的表现，正需木气以疏通之，故虽名脾泄，然其责在肝，故脾泄当命名为肝泄。大肠泄当命名为肺泄，而归之于金，其理由为：肺与大肠相为表里，肺主声（《难经·四十难》）则有肠鸣，肺气主降，故有"食已窘迫"，白为金色，故大肠泄当命名为肺泄，而归属于金。小肠泻当命名为心泄，而归之于火，其理由为：心与小肠相表里，心主血脉，其病为便有脓血，故小肠泄当命名为心泄，而归属于火。大瘕泄当命名为肾泄而归之于水，其理由为：肾司开合，其病为开合失度，故有滞下之变，"里急后重，数至圊而不能便"，肾司二便，而为"茎中痛"之症，故大瘕泄当命名为肾泄而归之于水。此时，我们就可以借用《素问·咳论》中"五脏六腑皆令人咳，非独肺也"的语言形式，来这样表达：五脏六腑皆令人泄，非独肠胃也。

【前人著述】

滑寿《难经本义》 谢氏谓小肠、大瘕二泄，今所谓痢疾也，《内经》曰肠澼……四明陈氏曰胃泄即飧泄也；脾泄即濡泄也；大

肠泄即洞泄也；小肠泄，谓凡泄则小便先下而便血，即血泄也；大瘕泄即肠澼也。

王九思等《难经集注》 杨曰：瘕，结也。少腹有结而又下利者是也。一名利。后重，言大便处疼重也。丁曰：里急者，肠中痛；后重者，腰以下沉重也。

五十八难

【原文】

曰：伤寒有几？其脉有变不？

然：伤寒有五，有中风、有伤寒、有湿温、有热病、有温病，其所苦各不同。

中风之脉，阳浮而滑，阴濡而弱。

湿温之脉，阳浮而弱，阴小而急。

伤寒之脉，阴阳俱盛而紧涩。

热病之脉，阴阳俱浮，浮之而滑，沉之散涩。

温病之脉，行在诸经，不知何经之动也，各随其经所在而取之。

伤寒有汗出而愈，下之而死者；有汗出而死，下之而愈者，何也？

然：阳虚阴盛，汗出而愈，下之即死；阳盛阴虚，汗出而死，下之而愈。

寒热之病，候之如何也？

然：皮寒热者，皮不可近席，毛发焦，鼻槁，不得汗；肌寒热者，皮肤痛，唇舌槁，无汗；骨寒热者，病无所安，汗注不休，齿本槁痛。

【释义】

本难是由三个问题组成的。

第一个问题是，伤寒病的分类与脉象特点，并分述其脉象特征，说明伤寒热病可以分为：中风、伤寒、湿温、热病、温病，这五种不同类型。第二个问题是描述了常规情况下，伤寒病一般治疗原则与预后问题。第三个问题是从体征角度，对发热病变进行分类，指出临床上可以对发热性疾病，从疾病深浅进行分类，分为皮、肌、骨三个不同的层次。

【问难】

问难之一：伤寒为何？

回顾《难经·四十九难》所出现的五邪概念，即"中风，有伤暑，有饮食劳倦，有伤寒，有中湿"，可见，五邪是指一般性疾病的病因，其中"伤寒"所指的是明确感受寒邪所导致的身体损伤，故可以与饮食劳倦、中风等并列表述。但是，在本难之中，"伤寒"的概念则出现了歧义。

本难首先给我们的提示是："伤寒"这个概念有大概念与小概念之分。伤寒的大概念泛指一切的外感疾病；伤寒的小概念则专指寒邪对人体的伤害。这种对于"伤寒"概念的歧义在《黄帝内经》就已经有了。如《素问·热论》言"今夫热病者，皆伤寒之类也"，此处的"伤寒"泛指一切的外感疾病。而同一篇文章中曰："其两感于寒而病者，必不免于死"，此处的寒即指寒气之寒。张仲景则接受了《难经》的认识。《伤寒论》名中之"伤寒"则泛指一切外感疾病。而"太阳病，或已发热，或未发热，必恶寒，体痛，呕逆，脉阴阳俱紧者，名曰伤寒"，此处之"伤寒"即专指外感寒邪伤人所导致的疾病。不过有意思的是，作为纯粹的以外感病为主体的疾病分类方法，本难并不完全符合五行五脏辨病的规范。如中风合肝木，湿热合脾土，热病合心火。剩下的温病、伤寒则不易与肺金、肾水归类。

问难之二：对外感病的脉象该如何认识，如何应用？

关于伤寒病脉象的表述大量采用了"阴阳"的理论来表达，此处之阴阳，即阴阳之本义。以脉之浮表为阳，沉里为阴；以脉之寸为阳，尺为阴。其具体分析与临床价值，在拙著《脉诊导论》已经有详述。

"中风之脉，阳浮而滑，阴濡而弱：一解阴阳为尺寸。寸脉浮而滑，浮为病邪在表，滑为气盛。尺脉濡而弱，濡为收敛不及，弱为正气不足，风性疏散之象也。故为中风之脉。另一解则从浮取浅取为阳，沉取深取为阴，则也可解通。方用桂枝汤、加味香苏散外散风邪，内敛正气。邪去正复，则病解脉回。

"伤寒之脉，阴阳俱盛而紧涩。此处阴阳解同上文，可以用尺寸为阴阳，也可以指浮沉为阴阳，二解皆通。若以尺寸为阴阳，则本脉寸尺皆有力，而有拘急之感，甚则有不流通之象。脉盛有力，为邪气实。脉紧为风寒外中之象。此处之涩非是血少气盛，而是不流通，盖寒主收引也。方用麻黄汤，麻黄散寒，桂枝温中，北杏利气，甘草和中。脉、证、方统一，病有转机。也可用麻黄附子细辛汤。主要是根据邪正表里虚实之间的比例与虚实来确定选取何方。

"湿温之脉，阳濡而弱，阴小而急。阴阳解同上文。濡为湿邪，弱为正虚，这个脉象可以出现在寸脉，也可以出现于浮脉，总是湿邪侵入，郁于肌肤之象。脉形细小是正气不足，外达无力，脉急是阴邪之象，这种征象可见于尺，也可见于沉取之时。总之是湿邪中人，阳气困郁不得升发之象。如此脉象总是湿重热轻。往往夹寒，当用温散，方用羌活胜湿汤，药用羌活、独活以散外中之湿，白蔻仁、春砂仁化内生之湿。如果湿郁化热，当用三仁汤。

"热病之脉，阴阳俱浮，浮之而滑，沉之散涩。此处前后文义相联系，阴阳只能是指尺寸言。此处之阴阳俱浮就是整个脉形，从寸到尺都是浮大之象。这就是火曰炎上最直接的表现。脉来有滑，是气行鼓动之意。'沉之散涩'，则有问题了，按说涩则气盛血少，血分相对不足。然夹散，则是气血两虚，正气失制之象。故此处脉象，浮滑沉涩，则是气盛于外，津伤于内之象。按说热邪之致当用白虎汤，而此等之脉则是白虎加参汤的脉候。

"温病之脉，行在诸经，不拘何经之动，各随其经之所在而取之。这里说温病的特点，一是病邪在表，二是病发随经。我们在后世温病学派中学过'温邪上受，首先犯肺'，也学过'温病之邪，从口鼻而入'。肺开窍于鼻，所以温邪首先入肺系，是没问题的。而从口而入的就首先入心系了，再遍传诸经。本句则言，'行在诸经'，说明温病不是一经而传。然不论何经，皆从上焦而入。那么从两个典型处方入手。银翘散：金银花、连翘以清解表热；牛蒡子清咽利喉；桔梗载药上行；薄荷、荆芥辛凉透表；竹叶清心；芦根入心、胃；甘草调和诸药。桑菊饮：桑叶、菊花皆从肝气；桔梗、杏仁调肺气；芦根清心；薄荷、连翘解表。以上二方皆从上焦下手，而趋势不同。银翘散，从心入胃，脉象是从左寸之心以入右关之胃。桑菊饮，从肺入肝胆，脉象是从右寸之肺斜向下入于左关之肝胆。合前言则知温病之病非止一经，温病之法非止一方，要在得宜，随经处方。"

关于疾病的治疗与预后，依然可以利用脉诊来作指导。"阳虚阴盛"可以解为脉轻取无力，重取有力；也可解为寸脉无力而尺脉有力。其治疗当引阴以济阳，治则当为发而达之，当用汗法，原文则曰："汗出而愈，下之即死。"阳盛阴虚，可解为脉浮大有力，沉取无力；也可解为寸脉有力尺脉无力。其治疗当引阳以济阴，治则当为引而下之，故用下法。若非如此，则医者犯虚虚实实之戒，病者有生死存亡之忧。

问难之三：寒热病有多少种不同的分类模式？

首先要明确，此处的寒热之病，既指具有恶寒发热等症状的患者，又泛指一切外感热病。在本难中又将其分为三个层次：皮寒热，肌寒热，骨寒热。这部分内容原见于《灵枢·寒热病》，并附有相关的治疗方法。皮寒热以恶寒发热为主，伴有皮肤的异常感觉，还有肺合皮毛的内容。肌寒热以恶寒发热为主，伴有肌肉的异常，还有脾开窍于唇舌的感觉。骨寒热以恶寒发热为主，伴有骨关节不适，还有肾主骨生髓、齿为骨余的内容。故这种对外感病的分类，与《难经·五十七难》的认识逻辑相关，也是以主证为中心，同时，依托基本的脏腑辨证理论，构建了严密的分类理论体系。例如，《难经·五难》以皮脉肉筋骨分属于肺心脾肝肾，以脉诊为依托，建立了疾病深浅层次的分类方法。本难中将寒热之病分为在皮、在肌、在骨，也是从疾病的深浅对疾病进行分类的方法。而在《灵枢·热病》则将热病按深浅分为在肤、在皮（在脉）、在肤肉、在筋、在脉、在骨、在髓等不同的深度；其分类较为烦琐，但其内在的认识逻辑则无分别。

反观《伤寒论》则依托《素问·热论》内容，对外感热病以"一日太阳，二日阳明，三日少阳，四日太阴，五日少阴，六日厥阴经尽"这样的形式来表述。说明张仲景是以经络理论为内核，时间为线索，通过对疾病的分析，建立起对外感病的流程，分析治疗体系。故明代吴绶《伤寒蕴要全书》指出："阳邪以日数次第而传者，一二日太阳，二三日阳明，三四日少阳，四五日太阴，五六日少阴，六七日厥阴。"这种认识与本难纯以病势的沉浅分析疾病的思路是不同的。反观后世温病学派，叶天士以"卫气营血"对病情进行分层论述，进而分层治疗的认识模式，与本难却有相通之处。

又在《素问·刺热》中则有以五行五脏为基础建立的热病分类模式与方法。

【前人著述】

王九思等《难经集注》 杨曰：自霜降至春分，伤于风冷即病者，谓之伤寒。其冬时受寒气，至春又中春风而病者，谓之温病。其至夏发者，多热病。病而多汗者，谓之湿温。其伤于八节之虚邪者，谓之中风。据此经言，温病则是疫疠之病，非为春病也。

五十九难

【原文】

曰：狂癫之病，何以别之？

然：狂疾之始发，少卧而不饥，自高贤也，自辨智也，自倨贵也，妄笑好歌乐，妄行不休是也。癫疾始发，意不乐，僵仆直视。其脉三部阴阳俱盛是也。

【释义】

本难提出狂与癫的区别。因为这两种病皆是情志病，又都有意识障碍，故需鉴别。具体鉴别方法，则以临床症状为主。

【问难】

狂与癫在病机上的区别为何?

本难的内容皆见于《灵枢·癫狂》,所异者《黄帝内经》的内容较为烦琐,其内容还出现了骨癫疾、筋癫疾、脉癫疾等不同的分类形式。但本难所述则简明扼要,清晰明确。所谓狂与癫是以疾病的病势来进行分类的。将具有特定的情绪变化、意识障碍的疾病,按其病势分为狂与癫这两种病。狂病的病势是外向的,偏于阳盛的疾病。癫症的病势是内敛的,偏于阴盛的疾病。

文末"三部阴阳俱盛",则有疑问,癫为阴症,自不当出现如此之脉象。《难经·二十难》有云:重阳者狂,重阴者癫。不过从《灵枢·癫狂》虽有阴阳之别,然皆是有余之实证。其治疗皆是放血为主,且放血的目标都是"血变而止"。故知狂与癫,一为阳之有余,一为阴之有余。

【前人著述】

黄竹斋《难经会通》 其脉三部,寸、关、尺也。阳脉,浮、滑、长也。阴脉,沉、涩、短也。盛,谓带数、实之意。狂则三部皆见阳脉俱盛,所谓重阳,病属腑也。癫则三部皆见阴脉俱盛,所谓重阴,病属脏也。此狂癫之分别也。

滑寿《难经本义》 按二十难中,"重阳者狂,重阴者癫,脱阳者见鬼,脱阴者目盲"四句,当属之此下。

六十难

【原文】

曰：头心之病，有厥痛，有真痛，何谓也？

然：手三阳之脉，受风寒，伏留而不去者，则名厥头痛；入连在脑者，名真头痛。其五脏气相干，名厥心痛；其痛甚，但在心，手足青者，即名真心痛。其真心痛者，旦发夕死，夕发旦死。

【释义】

本难所述为对头痛与心痛的分类，认为头痛分为厥头痛与真头痛。厥头痛为风寒之邪入中头之经络所致；真头痛为脑内疾病所引起的头痛。心痛也分为厥心痛与真心痛两种。其中五脏之气相互干扰，引起的心痛为厥心痛；疼痛剧烈，为心脏本身病变引起的心痛，即是真心痛。其中真心痛的特点是：早上发病，晚上就会死亡；晚上发病，早上就会死亡。

【问难】

本难分头心之痛为厥痛与真痛，对后世的启发如何？

本难主要内容是两个部分，一个是头痛中厥头痛与真头痛的区别，一个是心痛中厥心痛与真心痛的区别。

本难的内容皆见于《黄帝内经》。《灵枢·厥病》描述了六种不同的厥头痛，且各有治法。真头痛则只有一种，只是曰"死不治"。本难的重点就是对厥头痛与真头痛进行区别。与《灵枢·厥病》原文不同的是，本难并未强调这两种病在临床症状上的区别。对于厥头痛强调的是"手三阳之脉"，对于真头痛强调的是"入连在脑者"，所以本难所强调的是，厥头痛与真头痛在病机与病位上的区别。即厥头痛之病在脉，而真头痛之病在脑。

《灵枢·厥病》描述了五种不同的厥心痛，分别是"肾心痛、脾心痛、胃心痛、肝心痛，肺心痛"，厥心痛各有治则，对于真心痛则没有治法，只有"旦发夕死，夕发旦死"。我们可以将之理解为，五脏之病干之于心，则为厥心痛；心脏本病则为真心痛。同样道理，《灵枢·厥病》从临床症状的角度对心痛之变做了大量的描述。而本难则只是从病位病机的解释做了概括性的总述，即厥心痛为病，本在五脏，标在心，而发为厥心病。真心痛之病本即在于心，故曰"其痛甚，但在心"，由于心在人体的重要性，真心痛的预后就很差了。不过，这里要注意的是，本处之五脏是包含"胃"的，可知《灵枢·厥病》的主体内容，来源于很早以前的文献。

如果将《灵枢·厥病》与本难的内容连贯看，就会发现，针对头痛与心痛，古人有一个从症状到症候群，再到病机、病位的逐渐加深的认识过程。如最早只有对头痛或心痛的认识，对疾病的认识停在症状学诊断之上。再进一步，加入头痛或心痛的相关症状，对疾病进行分类，这时就产生了症候群的认识模式，这时对具体诊断的确认，要依靠一组相对固定的症状同时出现才行，例如：对肾心痛、脾心痛的认识。最后，则是从病位、病机、病势的角度对疾病的认识。如厥头痛在经脉不会死人，却又会时时发作；真头痛入于脑是会死人的。但如何确定这个病机与病位呢。这显然给古人提了一个难题。

从古人角度，对如何分别"厥痛"与"真痛"，所能提出的解决方案，只能是两个：一个是从相关证候来判断，如《灵枢·厥病》中"真头痛，头痛甚，脑尽痛，手足寒至节"；本难中真心痛"其痛甚，但在心，手足青者"；另一个则是预后，即本难所云：真心痛"死不治""旦发夕死，夕发旦死"。又有《灵枢·厥病》的"真头痛……死不治"。从临床医生的角度看，所谓的预后，只是对疾病结果的一个回顾性的判断，并不能给治疗本身提供有价值的帮助。

由于人体的复杂性，从症状出发建立的诊断，必然带来不确定性。如从本难已经知道真头痛，是脑病也就是颅骨的疾病。患者头部外伤后头痛，如果没有肢体障碍，临床医生很难判断患者的头痛，到底是颅内的硬膜外血肿造成的，还是颅外的软组织损伤造成的。而这两种情况，一是真头痛，一是厥头痛，临床预后完全不同。而心脏本身的真心痛，最常见的就是心肌梗死的心前区痛，但此时也可以见到牙痛、背痛、手臂痛、胃痛等不同的表现形式。反过来，这种通过相关症状来明确诊断疾病的方法，又可能给诊断带来更多的困惑。如《金匮要略·胸痹心痛短气病脉证治》有九痛丸"治疗九种心痛"。《备急千金要方·心脏》则对九种心痛有明确的解释："一、虫心痛，二、注心痛，三、风心痛，四、悸心痛，五、食心痛，六、饮心痛，七、冷心痛，八、热心痛，九、来去心痛。"程国彭《医学心悟》则曰："心痛有九种，一曰气，二曰血，三曰热，四曰寒，五曰饮，六曰食，七曰虚，八曰虫，九曰疰，宜分而治之。"显然，后世对头痛与心痛的认识，并未能超越《难经》本难中对头痛与心痛的认识，也未能解决本难所提出的问题：对厥头痛与真头痛，厥心痛与真心痛如何鉴别。

站在现代医学的角度，重新回顾《难经》本难的问题，就会得到不同的回答。本难提出，厥头痛的病位在颅外的经络之中，真头痛的病位在颅内的脑中。头颅CT就足以明确引起头痛的疾病部位到底是在颅内还是颅外这个问题。从症状的角度看，所谓心痛就是心前区的相关疼痛。厥心痛就是人体心脏外的组织器官，以及神经损害所引起的心前区的疼痛。而真心痛的病位则在心脏本身。心电图的使用则足以解决，心前区的疼痛是心脏本身的疾病引起，还是其他组织器官干涉造成的问题。可见，现代医学的发展固然给传统中医的认识论带来困惑，但也给传统中医的继承与发展带来了机遇。

【前人著述】

黄竹斋《难经会通》 厥，逆也。厥痛，气逆而痛也。真，无杂也。

六十一难

【原文】

曰：经言望而知之谓之神，闻而知之谓之圣，问而知之谓之工，切脉而知之谓之巧，何谓也？

然：望而知之者，望见其五色以知其病；闻而知之者，闻其五音以别其病；问而知之者，问其所欲五味，以知其病所起所在也；切脉而知之者，诊其寸口，视其虚实，以知其病，病在何脏腑也。

经言：以外知之曰圣，以内知之曰神，此之谓也。

【释义】

在《难经·十三难》与《难经·十六难》中就已经有了通过望闻问切判断患者病情特征的方法。但本难的内容则与前述内容略有不同。

望诊强调五种颜色的变化，亦即面部可见的青黄赤白黑的颜色变化。闻诊则强调声音音律的变化，亦即宫商角徵羽与五脏疾病的关联。问诊强调通过患者喜欲及饮食五味来判断病情的变化。切诊则是通过对患者寸口脉的诊察，以判断疾病的虚实、寒热，及病位所在。

通过对望闻问切四种诊法的研究，本难提出了神圣工巧的判断内容。

【问难】

问难之一：此四者的真实含义是什么，与现代中医如何认识？

本难用"神圣工巧"对"望闻问切"四种获取临床信息的方法作出了极高的评价。从"经言"二字可知，这些评价方式，也来源于《难经》之前的典籍。这四诊皆是人们收集信息的手段。其中，望诊是对基于视觉的信息收集手段；闻诊则是基于听觉与嗅觉的信息收集手段；问诊则是基于语言意识的信息收集手段；切诊则是基于触觉的信息收集手段。佛家有云：人有六根，眼耳鼻舌身意。此四诊即是六根的全方位的利用与扩展，也是对传统中医诊断学部分的一个小结。从文义可知，此四种方法其核心是一致的，即是阴阳五行学说。

原文对"望""闻"二诊的内涵做出了明确的解释。望诊是专指通过望五色来判断疾病状态的方法。相关内容见于《灵枢·五色》"五色独决于明堂"，根据颜面不同部位的色泽变化来判断病情，且已经形成完整的体系。在《史记·扁鹊仓公列传》中仓公诊齐丞相舍人奴，即曰"臣意见之食闺门外，望其色有病气"，是通过望诊来诊病的案例。《灵枢·五音五味》则将"宫、商、角、徵、羽"五音与其变音，分属于人体不同的部位与经脉，从而建立了完整的疾病判断体系。显然，这两种判断方法，不仅受外界的干扰比较大，且对医者的能力有较高的要求，故以"神""圣"命名。

在本难中，对问诊的解释与望闻二诊的解释相类似，也是以阴阳五行学说为内核，通过对患者的口味嗜欲的分析来判断病情。相关内容见于《灵枢·五味论》："五味入于口也，各有所走，各有所病。酸走筋，多食之，令人癃；咸走血，多食之，令人渴；辛走气，多食之，令人洞心；苦走骨，多食之，令人变呕；甘走肉，多食之，令人悗心。"此处之临床口感与人的直观感觉是相当的，如下表所示（表19）。

表19 《灵枢·五味》五脏五体五味主病

五脏	五体	五味	所病
肝	筋	酸	癃
心	血	咸	渴
脾	肉	甘	悗心
肺	气	辛	洞心
肾	骨	苦	变呕

但是，现代中医所依据的五味五脏五体，与《灵枢·五味》中所提出的"咸走血"，心主血脉，"苦走骨"，肾主骨生髓的内容并不一致。现代中医所接受的五味五脏观点来源于《灵枢·五音五味》，所提出的认识是"脏心，色赤、味苦""脏肾，色黑、味咸"。

从本难相关内容可以认识到，切脉诊病，也当以阴阳五行五脏体系为核心来判断病情。本难对脉的解释，也极为传神，寥寥数字即表达了脉的主体内容，包括脉诊的位置即"寸口"；脉诊的内容"查虚实"，脉诊的目的"知病在何处""病在何脏腑"。从脉诊的具体方法来看，医者可以从不同的脉象特征来判断病情所在脏腑，如心脉浮大，肺脉浮短涩等；也可以从诊脉不同层次，如浮中沉石所属脏腑来判断疾病的变化；还可从不同的诊断部位来判断病情所属脏腑及其变化，如"左手心肝肾，右手肺脾命"。由此可见，作为一种诊断方法，脉诊具有更大的可能。故曰"切脉而知之谓之巧"。

从古人的认识论水平上讲，"神圣"是一般人所难以达到的高度，"工巧"则应该是一个普通人所能企及的位置。工是工匠，巧是巧匠。工也是规范的意思，巧则是技巧、巧妙。所以掌握脉诊，才算是真正掌握了中医的技巧。言神圣者，可望而不可即；工者，心则有所不甘；巧则可为。同时，也因为脉诊难以用简单的一句话来概括，所以就被放到了最后一句。有些医家认为将切脉放到最后，是指这种诊断方法不重要。恰恰相反的是，我则认为，从中国人谦虚为本的人格特征出发，将脉诊放到最后，正是为了突出这种诊断方法的重要性。

本难云"以外知之曰圣，以内知之曰神"，"外"指"外症"，"内"指"内症"，意指患者的症状与体征。本书中对诊断，也有"外症"与"内症"的分类方法。外症是可以通过外观看到的病症，内症则是指必须由医者用手来诊查，而不需要患者口头表达的客观体征，此处特指腹诊。腹诊是医者通过触摸患者的腹壁状态来判断疾病变化的方法。具体的解释则见于《难经·十六难》。其内容仍然是以五行脏腑为核心建立起来的诊断方法。

问难之二：如何以现代人的认识来理解中医四诊？

如果将本难的内容与《难经·十三难》《难经·十六难》《难经·四十九难》相比较，就会发现这些不同文字之间的内在逻辑是一致的，即阴阳五行学说，但是具体的知识内容则并不完全一致。

在望诊部分，本难仅强调了望面色的内容。在《难经·十六难》还有望神态的内容，如善洁、口干、善思、善恐、悲愁不乐等。在闻诊部分，本难仅强调五音变化。在《难经·十六难》中则出现患者言语表达的异常。如肝脉善怒，心脉喜笑，脾脉善噫，肺脉善喷嚏欲哭，肾脉善恐欠。类似的内容也见于《难经·四十九难》，提出可以通过听患者发出的呼叫、语声、歌唱、哭泣、呻吟等五种声音，辨别疾病的性质。在问诊部分，本难仅强调五味喜欲。《难经·十六难》则强调了患者的各种身体自觉不适，疾病的相关症状，如肢满、溲便难，烦心、掌中热，腹满、体重、节痛、喘咳、洒淅寒热、逆气、小腹急痛。切诊部分，本难仅强调寸口脉法。在《难经·十三难》有诊尺肤的内容。在《难经·十六难》中有腹诊的内容。在《黄帝内经》中又有多种异于寸口脉法的不同的诊脉体系。这样我们可以看到，对于诊断方法的问题，我们既没有必要将其固化为一些特定的诊断方法，也不可能将其完全固化。随着时间的推移，知识的积累，人类对疾病的诊断方法与认识问题的能力，也必然是不断加深的。

对现代中医来说，望诊又有望形色与望体态之别，如前人说"护处必痛"，即是望体态的内容。临床上经常见到的各种疾病的强迫性体位，也属于望体态的内容。借助于科技的发展，现代人类又有了各种新的诊察手段。如X线、B超、CT等，都是人类视觉的延伸，它们就可归类于望诊。

现代中医将五味喜欲归纳于闻诊，包括闻声音与闻气味。我们知道，很多疾病具有特征性的气味。随着现代医学的发展，我们可以明了这些特征性气味来源于不同的化学物质。简单的如酮症酸中毒、肝功能异常患者所特有的气味，复杂的如对恶性肿瘤特定气味的研究、阿尔茨海默病的气味研究。这些都是人类听觉与嗅觉的延伸，类似的研究，将进一步引领我们加深对疾病的认识。

对问诊的研究，现代中医的研究方式和现代医学的认识内容是不一样的。现代医学所关注的是患者具体病证，其问诊内容则是围绕着患者的主要症状展开的。如主诉、主症、相关症状、重要的阴性症状等。而从《黄帝内经》《难经》体系发展出来的中医问诊，则更关注以阴阳五行五脏为主体的、患者的体质状态。这一传统发展到后世，形成了中医特有的问诊体系。限于时代的局限，中医体系中大量采用了症状学的诊断体系，如心痛、头痛、消渴、痹证。

一方面，强调关注患者的具体病证及其相关症状，如《难经·六十难》所示；另一方面则会关注与患者主诉关系不大的体质相关症候，如渴不渴、饮不饮、冷不冷、便不便等内容，这部分内容形成了后世的"十问歌"的问诊体系。比较有名的有明代张景岳《景岳全书·传忠录·十问篇》言："一问寒热二问汗，三问头身四问便，五问饮食六问胸，七聋八渴俱当辨，九因脉色察阴阳，十从气味章神见，见定虽然事不难，也须明哲毋招怨。"又有清代陈修园的《医学实在易·问证诗》言："一问寒热二问汗，三问头身四问便，五问饮食六问胸，七聋八渴俱当辨，九问旧病十问因，再兼服药参机变，妇人尤必问经期，迟速闭崩皆可见，再添片语告儿科，天花麻疹全占验。"本难对问诊的评述是"工"，亦即用问诊来判断病情，难度不会太大，难得的是处事严谨、耐心细致，才能通过问诊有效地判断病情。通过问诊对患者进行体质辨识与研究，至今仍然是中医理论与临床研究的优势领域。

在本难中以"神圣工巧"的界定，强调对某一具体诊断方式的熟练掌握，以及不同诊断方式水平高低之间的差别。但是《难经·十三难》提出的则是"知一为下工，知二为中工，知三为上工"的判断方法。这种认识则强调了对所有的诊断学知识的拥抱，这也是基于现代科学语境下的现代中医应有的态度。

【前人著述】

滑寿《难经本义》 以外知之"望闻"，以内知之"问切"。神，微妙；圣，通明也。

王九思等《难经集注》 杨曰：视色、听声、切脉，皆在外而知内之病也。

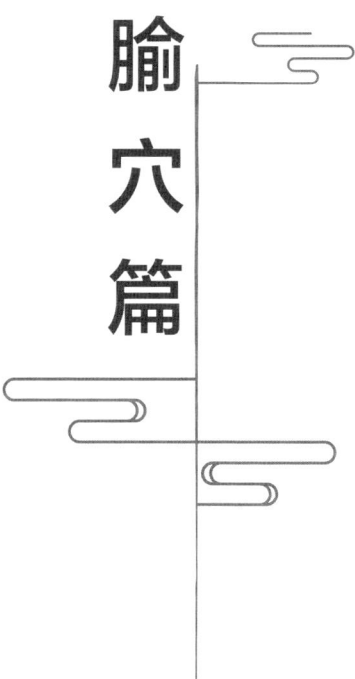

腧穴篇

六十二难

【原文】

曰：脏井荥有五，腑独有六者，何谓也？

然：腑者阳也，三焦行于诸阳，故置一俞，名曰原，腑有六者，亦与三焦共一气也。

【释义】

此处提出的是六阳经与五阴经在五输穴分类上的区别。

阴经主脏，每经有五输穴五个，共有五五二十五个穴位；阳经主腑，每经有五输穴六个，理应有五六三十个穴位，实际上有六六三十六个穴位；阴阳合计共有五输穴六十一个。阳经所多出的一个腧穴为原穴，这与阳经多了个三焦经有关，一方面提示五输穴的产生与五脏六腑学说密切相关，另一方面也说明本理论具有严格的设计倾向。

【问难】

问难之一：原穴为何？

从中医的认识理论出发，《灵枢·岁露》言"人与天地相参也，与日月相应也"。脏腑经络之变，亦从天地之行。故五脏属阴从地，地有五变，五行五方，其变为"井荥俞经合"；六腑属阳从天，天有六气，其变为"井荥俞原经合"。作为具体的医学理论，原穴的产生与演变，自然没有那么简单，故本难专列一题以阐述之。

本难的内容原出《灵枢·九针十二原》，主要是说明原穴的意义。原文为"黄帝曰：愿闻五脏六腑所出之处""岐伯曰：五脏五腧，五五二十五腧；六腑六腧，六六三十六腧""所出为井，所溜为荥，所注为俞，所行为经，所入为合""皆在五腧也"。具体五输穴内容则见于《灵枢·本输》，此处仍为"谓五脏六腑之腧，五五二十五腧，六六三十六腧也"。这里我们看到，在此处的五输穴体系中的经络理论，所指代的是五脏六腑十一经脉体系。所以才有了"五脏五腧""六腑六腧"的说法，这里边少了手厥阴心包经。也没有对"六腑六腧"作出解释。在《灵枢·九针十二原》中又有以下文字，"五脏有六腑，六腑有十二原"，并提出了六腑经脉中，每脉各多出一个原穴，左右各有六条阳经，则共计十二个原穴。显然，这是从"六腑六腧"角度对十二原穴作的解释。

不过在《灵枢·九针十二原》的另一段文字，则指出"五脏有疾，当取之十二原""五脏有疾也，应出十二原"，提出五脏阴脉与十二原的关系。即肺脉有两个原穴即太渊，心脉有两个原穴即大陵，肝脉有两个原穴即太冲，脾脉有两个原穴即太白，肾脉有两个原穴即太溪。还有就是"膏之原，出于鸠尾"即鸠尾穴，"肓之原，出于脖胦"即气海穴。本段文字没有出现手厥阴心包经，而且心脉的原穴是大陵而非神门。这恰恰说明，此处五输穴理论所依止的经脉体系，应该是属于比十二经脉理论更早的手足十一经脉理论体系。

将同出于《灵枢·九针十二原》的两段文字比较而观，就可以看到关于原穴的意义实际上是有两种完全不同的认识：一种认识本于六阳经，一种认识本于五阴经。值得重视的是阴经只有五经十穴，为了完成十二原穴之数，则就又加上了"鸠尾穴""气海穴"这才凑够十二个原穴。如果加上现代中医经络理论对原穴的认识，我们实际上就得到了第三种与第四种对原穴的认识。第三种认识为：按每一经皆一原穴，阴经合手厥阴经是为六阴经。一经分左右，六阴经也有十二个原穴。第四种认识为：对原穴的认识，即五输穴共有六十六个，其中六阴经各有输穴五个，共计三十个；六阳经各有输穴六个，共计三十六个，合十二经则有六十六穴。此时，十二经脉每一经只计算一个原穴，其中六阴经的原穴，附寄于俞穴，此则为十二原穴。这就是后世子午流注针灸体系的基本理论。但是，按《黄帝内经》与《难经》的计数法，此时的原穴则应有二十四穴了[①]。

问难之二：原穴何出？

从原文中"置"字，即"设置"，说明这些五输穴理论的产生，本质上还是来源于主观的设计。谁设计的呢？在《难经·二十七难》有"圣人图设沟渠，通利水道，以备不然"，所以说奇经八脉的理论，也是圣人设计的。但是对于原穴的认识，有没有可能另有解释呢？《灵枢·顺气一日分为四时》指出"原独不应五时，以经合之"，即原穴的提出不应五行四时理论的。所以与以五行学说为背景的五输穴相比，原穴当别有所出。

今人黄龙祥通过对马王堆《足臂十一脉》及敦煌卷子《佚名灸方》的研究提出了这样一个观点。他提出"对于'手太阴''手少阴''足少阴'这类三阴三阳之名，凡见于针灸方者，多为'经脉穴'名；凡见于针灸方而其缀以'脉'字者，多为十二经脉脉口名"。并指出，随着医学知识的深化"原先的脉口往往演化为一个以上的腧穴，例如'手太阴'脉口演变为'太渊''经渠'二穴，'手阳明'脉口演变为'阳溪''合谷'二穴[②]。将其引申就可以得到这样一个结论，所谓的"原穴"既是经脉本原之所在，也是十二经脉经气的诊察点。"鸠尾穴"与"气海穴"这两个穴位曾经属于原穴，就可以支持这个观点，因为在这两个穴位上，可以诊察到明显的血脉搏动的感觉。下一个推论就是：现有的十二经脉的原

---

① 方云鹏、方本正编著：《时间医学与针灸万年历》，陕西科学技术出版社，2002年。

② 黄龙祥：《黄龙祥看针灸》，人民卫生出版社，2008年。

穴一定位于手足关节附近的动脉搏动点上。这就要靠现代医学的解剖学知识了。

按"五脏有疾，应出十二原"所示，此五脏所过经脉的原穴，皆应位于动脉搏动点上。那么，十二经脉的其他经脉又如何呢？从现代医学的角度重新梳理十二经原穴，即知手太阴肺经原穴太渊，位于桡动脉上；手阳明大肠经原穴合谷近侧，正位于桡动脉从手背穿向手掌之处；足阳明胃经原穴冲阳，则位于足背动脉搏动处；足太阴脾经原穴太白，则位于足底内侧动脉及跗内侧动脉的分支处；手少阴心经原穴神门，则位于尺动脉搏动处；手太阳小肠经原穴腕骨，则位于腕背侧动脉处；足太阳膀胱经原穴京骨，则过足底外侧动脉；足少阴肾经原穴太溪，则位于胫后动脉之后侧；手厥阴心包经原穴大陵，则位于腕掌侧动脉网；手少阳三焦经原穴阳池，则过腕背动脉；足少阳胆经原穴丘墟，则位于外踝前动脉之分支；足厥阴肝经原穴太冲，则位于第一跖骨背动脉之上。所以，十二原穴即是十二经脉最初的搏动点，这个观点从现代医学角度，也是可以支持的。

【前人著述】

王九思等《难经集注》　杨曰：其俞亦应五行，惟原不应五行，原者元也。元气者，三焦之气也，其气尊大，故不应五行。

六十三难

【原文】

曰：《十变》言，五脏六腑荥合，皆以井为始者，何也？

然：井者，东方春也，万物之始生，诸蚑行喘息，蜎飞蠕动，当生之物，莫不以春生，故岁数始于春，日数始于甲，故以井为始也。

【释义】

本意是提出五脏六腑十一脉之五输穴，始于井。以"井"象春天，是万物的初始。以此类推，经脉之中，气血的运行方向也是从井穴走向合穴。

【问难】

经络的走向应该为何？

本难承接上文，进一步讨论井穴在经脉理论中的地位，进而引出了经脉走行方向的问题。对于井穴的理论地位，在本难的问题中，已经说得很明白了，即"以井为始"。井穴是经脉的起始点。在本难的回答中，则从物类相感的认识出发，提出井穴象春天，木之初生，诸虫初萌，一年之始，故为经脉之始。

《灵枢·本输》完整地表述了五输穴的经脉流止，认为所出为井，所溜为荥，所注为俞，所过为经，所入为合。手足共十一脉，五阴脉一脉五穴，六阳脉一脉六穴。故"是谓五脏六腑之腧，五五二十五腧，六六三十六腧也"。这里指出：此处所述的经脉体系是五脏六腑十一条经脉体系，经脉的流注方向皆是从四肢走向头面躯干。这种经脉走行方向与《马王堆医书》"足臂十一脉"的走行方向是一致的。《灵枢·脉度》中则提出"手之六阳，从手至头""手之六阴，从手至胸中""足之六阳，从足上至头""足之六阴，从足至胸中"。在这里，十一经脉已经演化成为十二经脉，不过经络走行方向，还是从手足走向头面和躯干。当然，此时的五输穴理论就与后世六十六个五输穴的理论相统一了。

当我们说以"井为始"，就已经是在讲气血的流动方向了。从文中可以推出，每一个经络都是一个独立的体系。它都与五脏气血变化有相关性。而经络的运行则是从外周走向中间的。这与我们一般所说的每一经仅主一个脏腑，经络之间的气血是相互承接的，这样的认识明显不同。此处的经络体系。如果看到这一点，就可以看到《灵枢·本输》所述的手足十一经脉体系，与《灵枢·经脉》所述的手足十二经脉体系是不同的。《灵枢·本输》体系的十一经脉，就像是一条河流，其发源于手足末端，一边流淌，一边壮大，最后则汇入脏腑。如果复习《马王堆医书》的"十一经脉体系"，就会看到《灵枢·本输》中的体系，直接继承了《马王堆医书》，例如《灵枢·本输》曰"心出于中冲，中冲，手中指之端也，为井木；流于劳宫，劳宫，掌中中指本节之内间也，为荥；注于大陵，大陵，掌后两骨之间方下者也，为俞；行于间使，间使之道，两筋之间，三寸之中也"，此处心经所行，正是《灵枢·经脉》心包经的走向。而这个特点也是《马王堆医书》中的"十一经脉体系"的特点。而《灵枢·脉度》可以认为是"十一经脉"与"十二经脉"的中间状态。此时虽然已经形成了十二经脉理论体系，但经络走行，还是从手足走向躯干。

【前人著述】

王九思等《难经集注》　杨曰：山谷之中，泉水初出之处，名之曰井。井者，主出之义也。泉水既生，留停于近，荥迁未成大流，故名之曰荥。荥者，小水之状也。留停既深，使有注射输文之处，故名之曰俞。俞者，委积、逐流、行经，历而成渠径。经者，径也，亦经营之义也。经行既达，合会于海，故名之曰合。合者，会也，此是水行流转之义，人之经脉亦法于此，故取名焉。

六十四难

【原文】

曰：《十变》又言，阴井木，阳井金；阴荥火，阳荥水；阴俞土，阳俞木；阴经金，阳经火；阴合水，阳合土。阴阳皆不同，其意何也？

然：是刚柔之事也。阴井乙木，阳井庚金，阳井庚，庚者，乙之刚也，阴井乙，乙者，庚之柔也，乙为木，故言阴井木也，庚为金，故言阳井金也，余皆仿此。

【释义】

本难的内容也见于《灵枢·本输》，认为阴经的井穴五行属性为木，阳经的井穴五行属性为金。并进一步提出，五输穴的五行属性，合于十天干。其中阴经所合为属阴的干支，阳经所合为属阳的干支。列表如下（表20）。

表20　五输穴与五行、天干对应关系

五输穴	五行（属阴的干支）	五行（属阳的干支）
井	木（乙）	金（庚）
荥	火（丁）	水（壬）
俞（原）	土（己）	木（甲）
经	金（辛）	火（丙）
合	水（癸）	土（戊）

【问难】

阴经与阳经的五行属性如何区分，如何定义？

本难的内容与《难经·六十三难》相比较，前文强调井穴属于春木，意在指出经脉的起始与走行相关。本难则具体讨论了每一个五输穴的五行属性。

本难所提问题的内容，还是来源于《灵枢·本输》，《难经》作者则试图对前人的观点进行解释。本难是从十天的阴阳五行"夫妻相配"的理论出发，来解释阴井木、阳井金的问题，故曰"刚柔之事也"。这个理论，传于后世成为十干化气的理论。明代万民英《三命通会》记录为："十干合而化者，阴阳之配，夫妇之道也。"其为甲己相合，乙庚相合，丙辛相合，丁壬相合，戊癸相合，即本文所言"余皆仿此"。

对于这个问题，元代滑伯仁的观点则是："阴井木生阴荥火，阴荥火生阴俞土，阴俞土生阴经金，阴经金生阴合水；阳井金生阳荥水，阳荥水生阳俞木，阳俞木生阳经火，阳经火生阳合土。"这样一来，阴经五输穴与阳经五输穴，只是在各自的体系中，按相生关系运转。所要解释的问题就是：为什么阴井为木，阳井为金？《素问·六微旨大论》曰："天气下降，气流于地；地气上升，气腾于天。故高下相召，升降相因，而变作矣。"《素问·阴阳应象大论》则曰："故清阳为天，浊阴为地。地气上升为云，天气下降为雨。"可见在古人的世界观中，天气主降，地气主升。升降相因，才能化生万物。五脏属阴为地气，当主升，故阴井为木，木合春气为生之始；六腑属阳为天气，当主降，故阳井为金，金合秋气为降之始。这也解释了阴经阳经的五输穴使用"夫妻相配"理论的原因，因为天地、阴阳本身就有夫妻相配的关系。

【前人著述】

滑寿《难经本义》 盖五行之道，相生才母子之义，相克相制者夫妇之类。故夫道皆刚，妇道皆柔，自然之理也。

王九思等《难经集注》 虞曰：所克者为妻，谓孤阳不生，孤阴不长。故井荥亦名夫妇，刚柔相因而成也。

六十五难

【原文】

曰：经言所出为井，所入为合，其法奈何？

然：所出为井，井者，东方春也，万物之始生，故言所出为井也。所入为合，合者，北方冬也，阳气入脏，故言所入为合也。

【释义】

本难重复了《难经·六十三难》的内容，进一步指出，井穴为经气初生，故应于春气。合穴，为经气之内敛，故应于冬季之收藏。则其余荥穴、俞穴、经穴所应的季节按取类比象，则依次而推。

【问难】

五输穴如何配属四季？

本难可以说是将《难经·六十三难》的内容又重复了一次。如《灵枢·本输》所述，五输穴作用为：所出为井，所溜为荥，所注为俞，所过为经，所入为合。约言之则为"所出为井，所入为合"，代表经络的气机从井穴开始发生、发展，到合穴就开始进入人体的内部而与相应的脏腑相合。

此处与《难经·六十三难》的认识是一致的。本难进一步提出了，井以应春，合以应冬。提出五输与四季相合的问题，补充完整就是：井以应春属木，荥以应夏属火，俞以应长夏属土，经以应秋属金，合以应冬属水。如果从《难经·六十四难》的角度看，显然这种归类应该是以五脏阴经的五输穴体系为标准的。但如果讲气血出入盛衰，则应不论阴经、阳经都应遵循共同的规律。这样我们看到，《难经·六十三难》《难经·六十五难》强调的经脉气血出入的特点；而《难经·六十四难》强调的是，阴经与阳经的五输穴定位在五行分类方面的异同。不过在《灵枢·本输》中提出的是春取荥、夏取俞、秋取合、冬取井，按五行分四季观点推论，当以本难内容为是。

【前人著述】

王九思等《难经集注》 杨曰：春夏主生养，故阳气在外。秋冬主收藏，故阳气在内。人亦法之。

六十六难

【原文】

曰：经言肺之原出于太渊，心之原出于大陵，肝之原出于太冲，脾之原出于太白，肾之原出于太溪，少阴之原出于兑骨，胆之原出于丘墟，胃之原出于冲阳，三焦之原出于阳池，膀胱之原出于京骨，大肠之原出于合谷，小肠之原出于腕骨。十二经皆以俞为原者何也？

然：五脏俞者，三焦之所行，气之所留止也。

三焦所行之俞为原者，何也？

然：脐下肾间动气者，人之生命也，十二经之根本也，故名曰原。三焦者，原气之别使也，主通行三气，经历于五脏六腑。原者，三焦之尊号也，故所止辄为原。五脏六腑之有病者，皆取其原也。

【释义】

原穴的关键在于三焦的重要性。此处的逻辑是：人身的原动力在于肾间之动力，这种原动力就是原气。三焦是原气的使者。俞穴是三焦经气流注的出入点。所以五输穴的俞穴为原穴。按本难之中"五脏俞者，三焦之所行，气之所留止也"，如果我们将原穴理解为三焦府在经络上的投影点就更好理解了。按《难经》在脉诊体系中所提出的，原穴是三焦在该经络上的投"射"点。则其他的五输穴各有其相对应的脏腑。如井穴属木应春，是肝胆的投射区。荥穴属火应夏，是心小肠经的投射区。俞穴属土应长夏，是脾胃的投射区，又是三焦的投射区。经穴属金应秋，是肺与大肠的投射区。合穴属水应冬，是肾与膀胱的投射区。

本难也强调了三焦经的重要性，指出，三焦的本原在于"脐下肾间动气"，而这里也是五脏六腑十二经脉，气血运行的原动力。所以，五脏六腑有病，都可以取相关经络的原穴，来进行调理治疗。

【问难】

原穴为什么重要？

在《难经·六十三难》出现了"五脏六腑荥合"这样的说法，五输穴又分五行，合于四季。同样的道理，人体脏腑也分属于五行，而合于四季。这样五输穴，就成为脏腑之气在经脉上的投影点。这时的问题就成了：五脏五行之气各有所属，那么，原穴之气所属为何？本难首先提出，五脏所属阴经的俞穴，是三焦经的投影，即"三焦之所行"；进一步则建立了原穴是三焦之气在经脉上投影点的观点。再以三焦重要性为出发点，建立了原穴很重要的观点。

本难先依次叙述了十二经原穴之所在。值得注意的是，此十二经没有手厥阴心包经，而只有"少阴之原出于兑骨"。同时，心之原出于大陵而非神门。所以本难的内容，实际上是《灵枢·九针十二原》中五脏之原加上"少阴之原"形成的。提示：本段文字正是从十一经脉五输穴体系，向十二经脉五输穴体系转化的一个中间点。同时，也是十一经脉体系向十二经脉体系转化的中间点。所以，才会出现文字内容前后不统一的现象。

从语言表达顺序来看，本难通过强调三焦很重要，引出了原气很重要，从而形成了完整的推理过程。所以，本难所提出的完整的推理链条，是从原气很重要开始的，即因为原气很重要，所以三焦很重要；因为三焦很重要，所以三焦之气所留止的地方很重要；因为六阴经的俞穴与六阳经的原穴是三焦之气所留止之地，所以，六阴经的俞穴也是原穴，同时原穴很重要。

不过，关于三焦原气本身的归属问题，《难经》的认识已经有了偏差。本难与《难经·八难》"所谓生气之原者，谓十二经之根本也，谓肾间动气也，此五脏六腑之本"相一致；而与《难经·三十六难》"其左者为肾，右者为命门。命门者，诸神精之所舍，原气之所系也"不一致。

依《难经·六十二难》问难所述，如果考虑到所谓的原穴，就是该条经脉本初发生所在，则"五脏六腑之有病者，皆取其原也"就有了两种不同的解释。一是从诊断的角度来解释，即是反复见于经脉理论中"是动病"的解释，即如果在某经脉的原穴上，诊得异常的动脉搏动，即可引出相关的一系列临床症状。二是当人体的疾病可以归纳于某一些特定的经脉时，可以在该条经脉的原穴进行刺激治疗。

【前人著述】

黄竹斋《难经会通》 《灵枢·九针十二原》篇以五脏之原左右十穴，并膏之原鸠尾一穴，肓之原脖胦一穴，凡十二穴。而越人引经以十二经为说，盖别有所本欤。

滑寿《难经本义》 诸家针灸书，并以大陵为手厥阴心主之输，以神门在掌后兑骨之端者，为心经所注之输。似此不同者，何也？

王九思等《难经集注》 虞曰：《针经》言，五脏有俞无原，原与俞共一穴所出。《难经》又言：五脏有原所出，乃亦《针经》中俞穴也，两义皆通也。

六十七难

【原文】

曰：五脏，募皆在阴，而俞在阳者，何谓也？

然：阴病行阳，阳病行阴，故令募在阴，俞在阳。

【释义】

本难所述是临床常见的募穴与背俞穴的区别。作者取阴阳互济之意，认为属阴的五脏，其气通于背后的背俞穴，当出现疾病时，也在背俞穴治疗。属阳的六腑，其气通于腹部的募穴，当出现疾病时，可在募穴治疗。

【问难】

如何认识募穴与俞穴？

何谓募穴？按《说文解字》的解释，募者广求也，从力莫声，将"力"与"莫"联合起来又表示"太阳即将下山"，所以募穴意指阳气的收纳，故募穴皆位于人体的阴面。滑寿认为"募，犹募结之募，言经气之集于此也"。按现代针灸学的观点：六脏六腑各有一募穴，共12个。募穴均位于胸腹部有关经脉上，其位置与其相关脏腑所处部位相近。分布于肺经的有本脏募中府；分布于胆经的有本腑募日月，肾脏募京门；分布于肝经的有本脏募期门，脾脏募章门；分布于胃经的有大肠募天枢。以上均为双穴。其余都分布于任脉，有心包募膻中，心募巨阙，胃募中脘，三焦募石门，小肠募关元，膀胱募中极，均为单穴。六腑病证多取募穴治疗。《素问·奇病论》言："胆虚气上溢而口为之苦，治之以胆募俞。"《太平圣惠方》言："募中府隐隐而痛者，肺疽也；上肉微起者，肺痈也。"

何谓俞穴？俞穴的"俞"字与"腧"同义。"腧"字从肉从俞，"肉"指身体、肌肉，"俞"意为"捷径"。"肉"和"俞"联合起来，俞穴就表示"身体内部的捷径、通道"。《素问·水热穴论》曰"五脏俞旁五，此十者，以泻五脏之热也"，说明了五脏之俞的部位与作用。对五脏之俞的详细描述则在《灵枢·背腧》，原文为："背中大俞，在杼骨之端，肺俞在三椎之傍，心俞在五椎之傍，膈俞在七椎之傍，肝俞在九椎之傍，脾俞在十一椎之傍，肾俞在十四椎之傍。皆挟脊相去三寸所，则欲得而验之，按其处，应在中而痛解，乃其俞也。"既详述了俞穴的位置，也表明了俞穴的取穴之法，"按其处，应在中而痛解"作为一种临床治疗手段，《灵枢·五邪》则曰："邪在肺，取……背三节五藏之傍，以手疾按之，快然，乃刺之。"这些文字实际上既解释了五输穴的来源，又解释了另一个问题。五输穴一方面归属于五脏，但另一方面又是膀胱经的穴位，可知对五输穴认识，具有相对独立的产生机制，即五输穴本身就来源于对临床现象的观察。

募穴与俞穴的实用性，决定了募俞穴的理论，都产生于对具体病的观察与临床实践。《难经》的作者则进一步指出了"阴病行阳，阳病行阴"的观点，即根据阴阳属性的分类，属于阴的脏病，其治疗取穴多选背部俞穴，属于阳的腑病，其治疗多选胸腹部的募穴，并为后世针灸家所尊奉。

【前人著述】

滑寿《难经本义》 "阴病行阳，阳病行阴"者，……阴病有时而行阳，阳病有时而行阴也。《针法》曰：从阳引阴，从阴引阳。

王九思等《难经集注》 杨曰：内脏有病，则出行于阳，阳俞在背也。外体有病，则入行于阴，阴募在腹也。故针法云：从阳引阴，从阴引阳。

六十八难

【原文】

曰：五脏六腑，皆有井荥输经合，皆何所主？

然：经言所出为井，所流为荥，所注为输，所行为经，所入为合。井主心下满，荥主身热，输主体重节痛，经主喘咳寒热，合主逆气而泄，此五脏六腑井荥输经合所主病也。

【释义】

本难论述井荥输经合五输穴的临床意义。提出井穴的主病是胃脘胁肋胀满；荥穴的主病是身体潮热、心烦；输穴的主病是身体沉重、关节疼痛；经穴的主病是咳嗽气喘、恶寒发热；合穴的主病是气机上逆与腹泻。

【问难】

五输穴的治疗意义为何?

本难采用了以经解经的方法。首先提出五输穴的意义为何的问题。然后，采用《灵枢·九针十二原》现成的内容作为回答，指出："所出为井，所溜为荥，所注为输，所行为经，所入为合，二十七气所行，皆在五输也。"《素问·阴阳应象大论》曰"六经为川"，本难则以泉水的出入流止，比喻人体气血的流动转归。按古汉语的词义分析："井"指地面往下凿成的能取水的深洞，比喻气血的初生；"荥"则指"小水貌"，喻经气虽生，其势不旺；"输"则从舟、从水，说明水势渐大，可以负舟，比喻经气渐渐充盛；"经"指南北纵贯的道路或土地，此处则指人体内气血运行通路的主干。"合"则既是闭合，也是结合，意味着本经气血从此进入组织深部，进而与所属的脏腑结合起来。从此五字的字义可以知道此五穴指的是本经气血生长出入的过程。而其核心则以经脉的气血从四肢的末梢开始，指向躯干的向心性运行，提示了经络形成与认识的另一个版本。

本难也强调了五输穴在临床上的价值，而这种价值也是依托于五行学说，又遵从了《难经·六十三难》《难经·六十五难》的内容而展开的。其中井穴属木，荥穴属火，输穴属土，经穴属金，合穴属水。五输穴的五行主病，则合于《难经·十六难》的内容。木曰曲直，肝木之性主条达，木病不能畅达则"心下满"；火曰炎上，心火之能在于温暖，心火旺盛则发为身热；土爱稼穑，脾土之用则在长养，脾主肌肉，土病四肢肌肉失荣，则体重节痛；金曰从革，肺金之用在于降敛，肺主呼吸，金病肺气失于肃降，故喘咳寒热；水曰润下，肾气之司在于潜纳，水病肾气无权固敛，则上为逆气，下则水湿泛溢而为泄泻。

对本难的内容分析可知，我们既可以从气血盛衰的角度认识五输穴的内容，也可以从五行生化的角度来认识五输穴内容。而且，这两者显然是并行不悖的。这两种对五输穴的不同认识，再加上气血流注的时间规律，就形成了后世的"子午流注"针灸方法的基础理论。不过，我们应该看到，过度的理论化，反而有可能降低五输穴的实用性。例如，在后世的针灸取穴方法中，很少会使用"井"穴来治疗心下满，反倒是将其作为"退热醒神"的常用穴。

【前人著述】

滑寿《难经本义》 谢氏曰：此举五脏之病各一端为例，余病可以类推而互取也。不言六腑者，举脏足以该之。

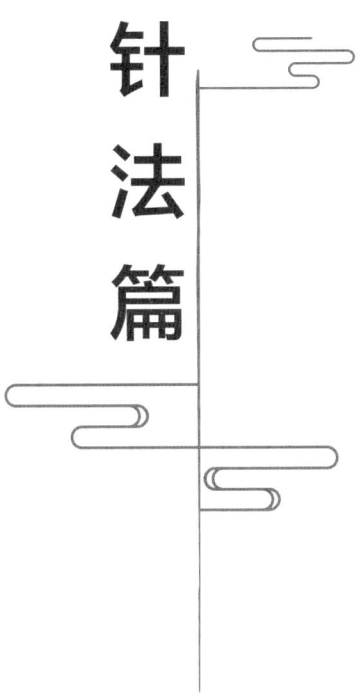

针法篇

六十九难

【原文】

曰：经言虚者补之，实者泻之，不实不虚，以经取之。何谓也？

然：虚者补其母，实者泻其子。当先补之，然后泻之。不实不虚，以经取之者，是正经自病，不中他邪也，当自取其经，故言以经取之。

【释义】

本难阐释的是临床使用补法与泻法的原则。当某脏偏虚时，可以从五行相生的角度，取生它的那个脏而补之。当某脏偏实时，可以从五行相生的角度，取它所生的那个脏而泻之。一般来说，先用补的方法，后用泻的方法。那么不虚不实的，可以用本经所属的穴位。

【问难】

子母补泻法是如何发展起来的？

与《难经》中大部分的内容类似，本难的内容也是脱胎于《黄帝内经》。《灵枢·经脉》言："盛则泻之，虚则补之，热则疾之，寒则留之，陷下则灸之，不盛不虚，以经取之。"从文字本身可以看出，《灵枢·经脉》原文所指是具体的针刺手法。"热则疾之"指的是一种行针快速的操作手法，"寒则留之"则指留针操作，"陷下则灸之"是使用灸法的治疗准则，以"虚则补之，实则泻之"为原则。刘永升等在《全本黄帝内经》中将此解释为"经气充盛所致的（病症）就应当施以泻法，经气缺乏所致的（病症）就应当施以补法"。"不盛不虚，以经取之"，就应当解释为，用一种近乎常态的手法来治疗，这就应该是平补平泻的手法。

《难经》作者恰恰没有选取"热则疾之，寒则留之，陷下则灸之"这一段直接描述治疗手法的文字。将剩下的内容单独来看，就可能产生不同的理解。本难的解释是立足于五行脏腑理论的子母补泻取穴原则。《黄帝内经》所述的则是以经脉辨证为基础的临床操作方法。可以看到，以子母补泻为原则的针刺补泻方法，是对以往固有的针刺理论进行转换与重新解释，曲折地发展而来的。

【前人著述】

滑寿《难经本义》　"不实不虚，以经取之"者，即《四十九难》"忧悉思虑则伤心，形寒饮冷则伤肺"云云者，盖正经自病者也。

王九思等《难经集注》　丁曰：此经先立井、荥、俞、经、合，以象五行，即以十二经中各有子母，递相生养，然后言用针补泻之法也。

七十难

【原文】

曰：春夏刺浅，秋冬刺深者，何谓也？

然：春夏者，阳气在上，人气亦在上，故当浅取之；秋冬者，阳气在下，人气亦在下，故当深取之。

春夏各致一阴，秋冬各致一阳者，何谓也？

然：春夏温，必致一阴者，初下针，沉之至肾肝之部，得气引持之，阴也；秋冬寒，必致一阳者，初内针，浅而浮之至心肺之部，得气推内之，阳也。是谓春夏必致一阴，秋冬必致一阳。

【释义】

本难描述的是针刺时取穴深浅的问题，提出"春夏浅刺，秋冬深刺"。春夏浅刺的原因在于，春夏之时人体的精气在体表，而秋冬之时，人体的精气在肌体的深层。针刺治疗要与人体的精气之所在相适应，故有此观点。

本难还述说了另一种针刺方法。春夏之时，先将针刺入肌体组织的深层，得气后，再将针退至表浅层；秋冬之时，先将针刺入肌体的表浅层，得气后，再将针刺入深层。这种针刺方法，叫作"春夏必致一阴，秋冬必致一阳。"

【问难】

如何理解针刺的深浅？

要想理解针刺的深浅，首先要了解针刺的目的。针刺的目的在于调气，那么针刺的手法，就应顺应气机的运行而定。《素问·四时刺逆从论》曰："是故邪气者，常随四时之气血而入客也。至其变化不可为度，然必从其经气辟除其邪，除其邪则乱气不生。"既然邪气是顺四时之气血而入于人体，那么就可以通过调四时之经气，以驱除邪气。不过，这里牵涉了两个问题，一个是气机之所在，一个是气机运行的方向。

根据四季经气之所在，来进行针刺治疗的方法，可于《黄帝内经》中多处见到。《灵枢·终始》曰："春气在毫毛，夏气在皮肤，秋气在分肉，冬气在筋骨。刺此病者，各以其时为齐。"显然这个内容与本难的认识是一致的。但是，这个问题真的那么简单吗？我们知道脉象的变化也与四季相关。故《难经·十五难》曰：

“春脉弦，夏脉钩，秋脉毛，冬脉石。”这样看来，夏秋之气浅，而冬春之气深。《素问·四时刺逆从论》曰：“是故春气在经脉，夏气在孙络，长夏气在肌肉，秋气在皮肤，冬气在骨髓中。”可见，以四时之气论深浅，会出现歧义。所以，本难所云“春夏者，阳气在上”“秋冬者，阳气在下”则庶几可通。在这种情况下，《难经》作者又提出了另一种针刺的方法，就是根据气机散敛认知，以人体气机的运行方向来进行针刺治疗。

“春夏属阳，秋冬属阴”，这是基于阳气升降变化所提出的一种认识。春夏之时，人的气机浮散，向外透达，故取穴宜浅刺；秋冬之时，人的气机内敛，故取穴宜深刺。值得注意的是，这种认识模式与《素问·四气调神大论》中“春三月，此谓发陈”“夏三月，此谓蕃秀”“秋三月，此谓容平”“冬三月，此谓闭藏”的认识模式是一致的。春夏之时，人体的阳气是从内向外，是为发散。秋冬之时人体的阳气是从外向内，是为固敛。将此转化为针刺方法，即如下：春夏之时运针方向应该是，从内向外，那么，具体操作时，应将针先刺入深层组织，得气后，再从深出浅；秋冬的运针方向则应该是从外向内，相应的针刺方法，就应该先将针浅刺，得气后，再从浅入深。则《素问·阴阳应象大论》言“故善用针者，从阴引阳，从阳引阴”者，即此术乎？

【前人著述】

滑寿《难经本义》 此篇致阴致阳之说，越人特推其理，有如是者尔。凡用针补泻，自有所宜，初不必以是相拘也。

王九思等《难经集注》 虞曰：经言春夏养阳，言取一阴之气以养于阳，虑成孤阳。经言，秋冬养阴，言至阴用事，无阳以养其阴，故取一阳之气以养于阴，免成孤阴也。

七十一难

【原文】

曰：经言刺荣无伤卫，刺卫无伤荣，何谓也？

然：针阳者，卧针而刺之；刺阴者，先以左手摄按所针荣俞之处，气散乃内针，是谓刺荣无伤卫，刺卫无伤荣也。

【释义】

本难讲刺荣卫的手法。认为卫气浅属阳，而荣气深属阴。刺卫是浅刺，所以，应该将针放倒平刺。刺荣是深刺，为了不损伤表浅的卫气，所以，应该先用左手按压所取的穴位，待卫气散开之后，再用右手持针刺入穴位。

【问难】

古人是如何认识荣卫这个概念的？

本难所论，仅仅是一个具体的手法，其背后则是古人对营卫概念的认知与定义。一般而论，从功能上来说，营主营养，卫主固敛、防御；从部位上说，则为卫在外、营在内，卫在浅、营在深。

从营卫这两个字本义来看，"营"是指军队驻扎的地方，"卫"则是保护与防卫的意思。所以营卫本身就指军营与护卫。《史记·五帝本纪》有曰："迁徙往来无常处，以师兵为营卫。"所以，营卫的本义是指战争时期的一种布置，营是营地，卫是卫所（哨所）。营卫合论，则形成战争的防御机制。

在中医理论中将营卫概念借用来指代人体具有保护与防御功能的自我调控机制。其中营气以营养支持为主，类似于军队中的后勤体系，故《灵枢·营气》曰："营气之道，内谷为宝。谷入于胃，乃传之肺，流溢于中，布散于外，精专者行于经隧，常营无已，终而复始，是谓天地之纪。"卫气则以保护与防御为主，故《灵枢·本脏》说："卫气者，所以温分肉，充皮肤，肥腠理，司开阖者也。"这样我们就会看到，营气与卫气所含有的精微物质是不同的，其生理功能区别也挺大，营气与卫气可以表述为功能不同，相互支持。但是，当我们考虑营卫之气的具体部位时，则会出现不同的认识。在《黄帝内经》体系中认为，营卫的分别仅在于：是否运行于脉道之内。故《灵枢·营卫生会》指出："营在脉中，卫在脉外。"《灵枢·卫气》则曰："其浮气之不循经者，为卫气；其精气之行于经者，为营气。"

张仲景在《伤寒论》第53条也强调了《黄帝内经》的这个观点，即"以荣行脉中，卫行脉外，复发其汗，荣卫和则愈，宜桂枝汤"，这是将荣卫的功能混合而言之。但是在具体实践中又有不同的认识，如《伤寒论·辨脉法第一》言"寸口脉浮而紧，浮则为风，紧则为寒。风则伤卫，寒则伤荣"，这就是将荣卫分别讨论了。在这一段内容中，营卫就已经泛化成与受邪性质、疾病深浅相关的一般性的表述。在本难以阴阳概念对营卫进行划分。刺阳则卧刺，是为浅刺；刺阴则一手按压一手持针刺入，是为深刺。所谓的营卫概念依此建立。可见，此处的营卫，就是对人体肌肤组织深浅的表述。进一步说就是卫在皮肤，营在肌肉。清代黄元御则对这两个观点进行了综合。在《伤寒悬解·太阳本病》中指出："在外之阳，谓之卫气。卫者，卫外而为固也。卫气之内，则为营血。营者，营运而不息也。"

至于针刺之时，左右手相互配合。《灵枢·九针十二原》有言："右主推之，左持而御之，气至而去之。"针刺之时，以右手主持施针，左手起辅助作用。其双手施针的要领与本难相同。

【前人著述】

王九思等《难经集注》　杨曰：入皮三分为卫气，病在卫用针则浅，故卧针而刺之，恐其深伤荣气故也。入皮五分为荣气，故先按所针之穴，得气散乃内针，恐伤卫气故也。

七十二难

【原文】

曰：经言能知迎随之气，可令调之。调气之方，必在阴阳，何谓也？

然：所谓迎随者，知荣卫之流行，经脉之往来也。随其逆顺而取之，故曰迎随。调气之方，必在阴阳者，知其内外表里，随其阴阳而调之，故曰调气之方，必在阴阳。

【释义】

本难解释了迎随补泻手法具体操作方法，也强调了针刺补泻的要点。

承接《难经·七十一难》的观点，认为操作迎随补泻手法，也需要先认识与理解营卫之气的概念与运行方向。利用针尖，将针体顺从或逆行于这个方向，来进针与调气，就是"迎随手法"。在调针调气之时要注意阴阳概念的使用，以内为阴，以外为阳；以表为阳，以里为阴。根据疾病的阴阳属性，而确定相应的治疗方法。

【问难】

迎随手法的具体操作要点为何？

本难所提出的"迎随"是针刺治疗中的一种补泻手法。本难提到，营卫经脉之气的往来与迎随手法的关系，也无异议。但其遣词用句总觉不清不楚。如果在本难中将"阴阳"泛指为"内外表里"，在具体手法操作中其意义也不甚明确。

本难中关于迎随的提法来源于《灵枢·九针十二原》，原文是"逆而夺之，恶得无虚；追而济之，恶得无实。迎之随之，以意和之，针道毕矣"。这里提出了迎随手法的概念，但对"迎"是什么，

"追"是什么没有具体的描述，也无从判断具体的手法特征。对于这个问题，《黄帝内经》中的不同篇章作了进一步的解释。《灵枢·小针解》曰："迎而夺之者，泻也；追而济之者，补也"，只是对前述观点的重复，而强调迎是泻的手法，随是补的手法，对具体的手法，没有作进一步的说明。在《灵枢·终始》则曰："阴者主脏，阳者主腑，阳受气于四末，阴受气于五脏。故泻者迎之，补者随之，知迎知随，气可令和。"这段文字先强调了阴阳之气的走行方向，再论"迎随"就有了抓手。这里"迎随"所指向的便是阴阳之气的运行方向。本难所提到的营卫，只是对气血运行的一般性指代。而《灵枢·终始》这一段文字，才是对本难问题的圆满回答。

当时间进入几近千年之后的金朝，何若愚在《流注指微针赋》中才指出"迎随"有逆顺经脉走行方向的意思。现代的《针灸学》课本[1]则将迎随补泻明确定义为：以针尖顺着经脉循行方向刺入者为补法，逆经脉循行方向刺入者为泻法。

【前人著述】

滑寿《难经本义》 四明陈氏曰：逆者，逆其气之方，来而未盛也，以泻之；随者，随其气之方，往而未虚也，以补之。愚按：迎随者有二：有虚实迎随，有子母迎随。陈氏之说，虚实迎随也。若"七十九难"所载子母迎随也。

王九思等《难经集注》 丁曰：此凡气始至而用针取之，名曰迎而夺之。其气流注终而内针，出而扪其穴，名曰随而济之。又补其母亦名曰随而补之，泻其子亦名曰迎而夺之。又随呼吸出内其针，亦曰迎随也。……《玄珠密语》曰：随其阴阳而调之者，谓各随病在何阴阳脉中而调治之也。

---

[1] 梁繁荣，赵吉平：《针灸学（第2版）》，人民卫生出版社，2012年，第190页。

七十三难

【原文】

曰：诸井者，肌肉浅薄，气少不足使也，刺之奈何？

然：诸井者，木也；荥者，火也。火者，木之子，当刺井者，以荥泻之。故经言：补者不可以为泻，泻者不可以为补，此之谓也。

【释义】

本难指出的是如何针刺井穴的问题。因为，井穴的肌肉浅薄，无法施行手法。所以，当应该刺井穴时，可转用刺荥穴以泻之。用针当明手法补泻，当补之时，不可以用泻法；当泻之时，亦不可以用补法。

【问难】

如何对井穴进行补泻？

本难所提出的问题是：如何对井穴进行补泻手法的操作？但事实上本难的内容并没有解决如何通过针刺手法对"井"穴进行补泻的问题。因为，井穴的肌肉浅薄，没有办法施行针刺手法。所以，本难就换了个思路，用不同的选穴来代替手法操作，以完成补泻的作用。

在《难经·六十八难》已经指出，五输穴各有主治。但是：井穴所在组织薄弱，难以进行手法操作，《难经》作者在本难中提出了，利用五输穴的相互关系进行补泻的方法。《难经·六十九难》提出"虚者补其母，实者泻其子"说法，本难即使用了这个原则。荥穴火为井穴木之子，所以当泻井穴时，才可以使用刺荥穴的方法。那么，当补井穴时又当如何操作？所以单纯说"当刺井者，以荥泻之"。后文所说"补者不可以为泻，泻者不可以为补"，其前后文意就不能连贯了。当然，"此之谓也"这四个字就更谈不到。不过我们可以通过前述的理论，进行推理。"虚则补其母"，合穴水为井穴木之母。当需补井穴时，可以用刺合穴的方法来补之。

【前人著述】

徐大椿《难经经释》 故字上，当有阙文，必有论补母之法一段，故以此二句总结之，否则不成文理矣。

滑寿《难经本义》 详越人此说，专为泻井者言。若当补井，则必补其合。

黄竹斋《难经会通》 "六十九难"以别经为子母，此则以经之俞穴为子母也。

七十四难

【原文】

曰：经言春刺井，夏刺荥，季夏刺输，秋刺经，冬刺合者，何谓也？

然：春刺井者，邪在肝；夏刺荥者，邪在心；季夏刺输者，邪在脾；秋刺经者，邪在肺；冬刺合者，邪在肾。

其肝心脾肺肾而系于春夏秋冬者，何也？

然：五脏一病，辄有五色。假令肝病，色青者肝也，臊臭者肝也，喜酸者肝也，喜呼者肝也，喜泣者肝也，其病众多，不可尽言也。

四时有数，而并系于春夏秋冬者也。针之要妙，在于秋毫者也。

【释义】

本难所述为两个内容，一是五输穴与五脏五季的关系。以五输穴"井荥俞经合"，以合"肝心脾肺肾"，以属"木火土金水"，以应"春夏长夏秋冬"，这些内容与出于《十变》的《难经·六十三难》《难经·六十四难》相一致。所突出的是以"五脏五输"为主体。

第二个内容则是对"五脏一病"的论述。每一脏都有其特征性的外在表现，可依此判断疾病所属脏腑而给予对应的治疗。如肝病，以五色论则为青色，以五臭论则为臊臭，以五味言则为酸味，以五声言则为呼叫，以五液言则为眼泪。凡此种种皆可于肝脏井穴以治之。此则与《难经·四十九难》的内容相合。同样的内容，与出于《十变》的《难经·三十四难》也相合。

【问难】

如何在临床中使用五脏一病的方法？

本难的内容实际上是分为两个部分，第一部分是讲五输与五脏五季的关系，第二部分则是讲五输与一脏五病的关系。相关内容皆见于《灵枢·顺气一日分为四时》。但是，如果将具体内容的细节进行比较就会发现差别。

《灵枢·顺气一日分为四时》所言为五变："脏主冬，冬刺井。色主春，春刺荥。时主夏，夏刺输。音主长夏，长夏刺经。味主秋，秋刺合。是谓五变以主五输。"又曰："病在脏者，取之井。病变于色者，取之荥。病时间时甚者，取之输。病变于音者，取之经。经满而血者，病在胃及以饮食不节得病者，取之于合，故命曰味主合。是谓五变也。"从这段文字可知，按《灵枢·顺气一日分为四时》的方法，就是将所有的病症，都可以相应地分为"脏色时音味"五个方面，各从其类。根据所属的五输穴，分而治之。不过此处的五输穴与五脏五季的配属却与本难并不相同。

《难经·七十四难》与《灵枢·顺气一日分为四时》五输与五脏五季的比较见下表（表21）。

表21　五输、五脏、五季与五变的配属关系

五输	五季《难经》	五脏《难经》	五季《黄帝内经》	五变《黄帝内经》
井	春	肝	冬（肾）	脏
荥	夏	心	春（肝）	色
俞	季夏	脾	夏（心）	时
经	秋	肺	长夏（脾）	音
合	冬	肾	秋（肺）	味

从《难经·六十三难》与《难经·六十四难》的内容可知，本难的五输五脏五季的配属来源于《十变》，这个内容又与《灵枢·本输》的内容相符合，已经成为一个整体。本难的内容五季五输定位，虽然与《灵枢·顺气一日分为四时》不同，但认识逻辑却是一样的，并利用五输五脏五季五病建立起完整的疾病治疗体系。

《难经·四十九难》对"五脏一病，辄有五色"的概念作了解释，指出有五脏自病，又有五邪主病。五脏自病为"肝主色，心主臭，脾主味，肺主声，肾主湿（液）"。五脏又各入五邪，以肝论，即为肝在色为青、在臭为臊臭、在味为酸、在声为呼、在液为泣。这种五脏主病的概念也出现于《难经·三十四难》，也明言出于《十变》。如果利用《灵枢·顺气一日分为四时》的概念，以五脏主病配五输，我们就可以复原出五经五输与具体病变的配属关系。本难曰："假令肝病，色青者肝也，臊臭者肝也，喜酸者肝

也，喜呼者肝也，喜泣者肝也。"临床上就可以通过对疾病变化的定义，最后确定临床治疗的选穴。

患者表现为臊臭，则病变于臭当取荥穴；臊臭入肝，故所取为肝经之荥穴。同理，若患者表现为汗多，肾主湿其病取合；心液为汗，故所取为心经之合穴。其余病变依此类推。如表所示（表22）。

表22　五脏主病与五输的对应关系

五脏	肝主色（井）	心主臭（荥）	脾主味（输）	肺主声（经）	肾主湿（合）
肝经春	自入为青	入肝为臊臭	入肝为酸	入肝为呼	入肝为泣
心经夏	入心为赤	自入为焦臭	入心为苦	入心为言	入心为汗
脾经季夏	入脾为黄	入脾为香臭	自入为甘	入脾为歌	入脾为涎
肺经秋	入肺为白	入肺为腥臭	入肺为辛	自入为哭	入肺为涕
肾经冬	入肾为黑	入肾为腐臭	入肾为咸	入肾为呻	自入为唾

从这张表，就可以明了五输穴在临床中的意义。其中，以生理论，则有五脏五经各有五输，是为五五二十五输。以病理论，则有五脏五季五邪，各有五变以合五输。所以，本难最后的总结是："四时有数，而并系于春夏秋冬者也。针之要妙，在于秋毫者也。"

【前人著述】

王九思等《难经集注》　杨曰：用针微妙法无穷，若不学深达变通，难以救疾者矣。至发些说，则是变通之义也。经云：冬刺井，春刺荥；此乃云春刺井，夏刺荥。理极精奇，特宜留思，不可固守。

七十五难

【原文】

曰：经言东方实，西方虚，泻南方，补北方，何谓也？

然：金木水火土，当更相平。东方木也，西方金也。木欲实，金当平之；火欲实，水当平之；土欲实，木当平之；金欲实，火当平之；水欲实，土当平之。东方肝也，则知肝实，西方肺也，则知肺虚。泻南方火，补北方水。南方火，火者，木之子也；北方水，水者，木之母也，水胜火。子能令母实，母能令子虚。故泻火补水，欲令金（不）得平木也。

经曰：不能治其虚，何问其余，此之谓也。

【释义】

本难的核心是从五行生克的观念来阐述临床上具体调节五脏之气的方法。重要的是提出五脏虚实的补泻方法，说明了补泻手法在脏腑补泻中的重要性。

有意思的是本难提出"子能令母实，母能令子虚"，这个临床上的治疗方法。这样仅从字面上看则与《难经·六十九难》的内容出现了矛盾。不过如果加上"补泻"这个变量就不矛盾了。这样，文中出现了"东方实，西方虚，泻南方，补北方"。东方实为木实，泻南方火，则为实则泻其子。西方虚为金虚，补北方水，水为金之子，则为子能令母实。

【问难】

如何认识五行补泻？

在《难经·六十九难》提出了"虚者补其母，实者泻其子"的治疗方法。本难的内容是对临床治疗原则的进一步丰富，提出了

"子能令母实，母能令子虚"治则。

事实上，若按本难之逻辑，是将"东方实，西方虚，泻南方，补北方"作为一体化处理的。意即"东方实，西方虚"是一组，"泻南方，补北方"是一组。如果说"东方实，西方虚"是可以的。因为，金能克木；木气强是因为金气弱，不能克木所至。如果将"泻南方"作为一个变量出现。则木生火，今以泻火之法以治之，正合"实则泻其子"之法。火能克金，今用泻火之法，则金气盛，自可克木，则前后义理通达。同样，如果将"补北方"作为一个变量带入，则金能生水，"子能令母实"，则金气盛。金能克木，则木气得制，此处义理也算是通达。然而，水能生木，补水则理应木气愈旺；而本难说"母能令子虚"显然已经不合于五行相生之理，且与"虚则补其母"相对立。近时，临床上常有"培土生金"之法，这自然是"虚则补其母"的临床用法。显然，"虚则补其母"与"母能令子虚"，必有一项不成立。针对这个问题，日本学者本间祥白在《经络治疗讲话》中则解释为"在此点，须视为七十五难之特殊性"。

对于前述的这个问题，古人则提出了另一个说法，就是"滋水涵木"法。当然针对方法，古人设定了大量的处方，也成为一个很有解释力的理论。这个意思是若肝木升发太过，补益肾水就可以收敛过亢的肝木之气。通过这样的内涵转化，才得以用五行相生的观点，来表述肝木与肾水的关系。于是，本难的问题即得以解决。这个问题的解决恰恰说明了古人归纳中医理论的基本思路。表面上，理论与临床实践应该是相互统一的。但是当理论与临床不统一时，则以临床为准。通过对概念本身的修饰与重新解释来适应理论的表达。

【前人著述】

本间祥白《经络治疗讲话》 在此点，须视为七十五难之特殊性。后世之人，只玩味其文章，专在文章与字句寻解释。吾人今则

觉得非以此而在临床方面探讨之，则全然不能了解其真意。

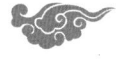滑寿《难经本义》　此越人之妙，一举而两得之者也。且泻火，一则以夺木之气，一则以去金之克。补水，一则以益金之气，一则以制火之光。若补土，则一于助金而已，不可施于两用。

七十六难

【原文】

曰：何谓补泻？当补之时，何所取气？当泻之时，何所置气？

然：当补之时，从卫取气；当泻之时，从荣置气。其阳气不足，阴气有余，当先补其阳，而后泻其阴；阴气不足，阳气有余，当先补其阴，而后泻其阳。荣卫通行，此其要也。

【释义】

本难从字面上看很容易理解，相关内容在《难经·七十一难》中已经说明了。当用补法时，应该用浅刺的方法，以调阳气。当用泻法时，就应当用深刺，以调阴气。当阳气不足，阴气过盛时，应当先补不足之阳气，后泻有余之阴气。当阴气不足，阳气过盛时，应当先补不足之阴气，后泻有余之阳气。

【问难】

对本论只能从组织深浅的角度来理解吗？

关于营卫的概念问题《难经·七十一难》已经讨论过了。《难经》所述之营卫，从取穴手法反推就是指组织的深浅。但是本难后文又有"阳气不足，阴气有余""阴气不足，阳气有余"的说法。可见，一味认为：进针浅为补，进针深为泻，是说不过去的。按《黄帝内经》的观点，却是按脉里脉外分荣卫。《灵枢·营卫生会》曰"营在脉中，卫在脉外"；《灵枢·卫气》曰："其浮气之不循经者，为卫气；其精气之行于经者，为营气。"如果从《黄帝内经》的观点出发，将"从卫取气"视为调气的方法，将"从荣置气"视为放血的方法。这句话就解释为：以调气为补法，以放血为泻法，文意就顺达很多。《灵枢·本脏》说："卫气者，所以温分肉，充皮肤，肥腠理，司开阖者也。"《素问·痹论》言："营者，水谷之精气也。和调于五脏，洒陈于六腑，乃能入于脉也。故循脉上下，贯五脏，络六腑也。"这样，以调卫气为补法，以刺脉放血为泻法的解释，也就与营卫功能相统一了。《灵枢·寿夭刚柔》则曰"刺营者出血，刺卫者出气"，则与此义相同。而《素问·调经论》调神则曰"补泻奈何""神有余则泻其小络之脉出血，勿之深斥，无中其大经，神气乃平。神不足者，视其虚络，按而致之，刺而利之，无出其血，无泄其气，以通其经，神气乃平"，亦与此义同。

本难的第二个内容是讲补泻的次序问题。即不论阴阳变化，先用补法，后用泻法。这个认识符合我们一般人的直觉。关键在于如何理解此处的"阴阳"二字。这段文字原出于《灵枢·终始》："阴盛而阳虚，先补其阳，后泻其阴而和之。阴虚而阳盛，先补其阴，后泻其阳而和之。"

接本难上半部分，则可将阴阳理解为身体组织层面的内外深浅。如果从阴阳分气血而论，在《素问·调经论》分别有调气之法与调血之论，合于本难的法则，自然也可以讲通。原文为"气有余则泻其经隧，无伤其经，无出其血，无泄其气；不足则补其经隧，无出其气。""血有余则泻其盛经，出其血；不足则视其虚经，内针其脉中，久留而视，脉大疾出其针，无令血泄。"

《灵枢·经脉》阴经有"气盛有余"的判定方法与"气虚"的判定方法；同样道理，阳经也有气盛气虚的判定方法。从十二经脉的角度来讨论，则阴经、阳经各有其虚实变化。按《灵枢·终始》的主体是以脏腑经脉分阴阳，曰："终始者，经脉为纪。持其脉口人迎，以知阴阳有余不足，平与不平，天道毕矣。"则知，如果以"阴经""阳经"来解释本难所述之阴阳，也可以过得去。这样我们看到，对本难文字来说，补泻手法、阴阳定位都不重要。重要的是"先补其虚，后泻其实"的治疗方法。

【前人著述】

王九思等《难经集注》 阴阳有余不足，当先补其不足，然后泻其有余，故得荣卫通行，即是持针之要妙，故言其要也。

七十七难

【原文】

曰：经言上工治未病，中工治已病者，何谓也？

然：所谓治未病者，见肝之病，则知肝当传之与脾，故先实其脾气，无令得受肝之邪，故曰治未病焉。中工治已病者，见肝之病，不晓相传，但一心治肝，故曰治已病也。

【释义】

本难是对治未病的解释，从五脏传变的角度来理解治未病的理论。

【问难】

如何理解治未病？

成书于春秋时期的《鹖冠子》就已经借用扁鹊三兄弟的寓言提出了治未病的思想，并指出对疾病的预防与早期治疗才是最高明的治疗手段。同样在《黄帝内经》中，也多次出现上工治未病的内容。

《素问·四气调神大论》言："是故圣人不治已病，治未病；不治已乱，治未乱，此之谓也。夫病已成而后药之，乱已成而后治之，譬犹渴而穿井，斗而铸锥，不亦晚乎？"这里强调的是顺应四季天时变化，来调护自己。这是从预防的角度，来讨论"治未病"的论点。

《素问·刺热》则指出："肝热病者，左颊先赤；心热病者，颜先赤；脾热病者，鼻先赤；肺热病者，右颊先赤；肾热病者，颐先赤。病虽未发，见赤色者刺之，名曰治未病。"此处的"治未病"可认为是见微知著。在疾病的征象尚未明显时，就进行治疗，这也是"治未病"的内容。

《灵枢·逆顺》则对前述的内容进行了总结，"上工刺其未生者也，其次刺其未盛者也，其次，刺其已衰者也；下工刺其方袭者也，与其形之盛者也，与其病之与脉相逆者也。故曰：方其盛也，勿敢毁伤，刺其已衰，事必大昌。故曰：上工治未病，不治已病。此之谓也"。"上工治未病"具有三个层次，分别是：生病之前的预防，病轻之时防加重，病退之时防复发。

本难的内容，则提出：既病之后，可以根据脏腑五行生克的规则，提前治疗未病的脏器，防止疾病的传变，即"既病传变"的理论，丰富了《黄帝内经》的学术内容。张仲景《金匮要略·脏腑经络先后病脉证》曰"夫治未病者，见肝之病，知肝传脾，当先实脾，四季脾旺不受邪，即勿补之。中工不晓相传，见肝之病，不解实脾，惟治肝也"，复述了本难的观点。当然，《金匮要略》的用语更为简洁，同时强调了脾旺不受邪的内容，显得更为准确。

【前人著述】

王九思等《难经集注》 丁曰：人之五脏，有余者行胜，不足者受邪。上工先补不足，无令受邪，而后泻有余，此是治未病也。中工持针，即便泻有余，故言治已病也。

七十八难

【原文】

曰：针有补泻，何谓也？

然：补泻之法，非必呼吸出内针也。知为针者，信其左，不知为针者，信其右。

当刺之时，先以左手压按所针荥俞之处，弹而努之，爪而下之，其气之来，如动脉之状，顺针而刺之，得气，因推而内之，是谓补；动而伸之，是谓泻。

不得气，乃与男外女内；不得气，是为十死不治也。

【释义】

本难描述的是临床针刺操作之中，进行补泻的两种方法。一种是呼吸补泻，即根据患者的呼吸状态，选择进针时机，是为补泻。另一种是手法补泻，即纯粹依靠施术者手法的调节来达到补虚与泻实的目的。

"得气，因推而内之，是谓补"，意指进针透皮之后，先取气。得气之后，顺势直接进针为补。"动而伸之，是谓泻"，则是指得气之后，运针摇摆，扩大针孔后，再进针入里方为泻。

如果用手法，仍不能得气，则男子需浅刺留针，女子需深刺留针，以候气。如果仍未有得气的感觉，就是病情危重的表现。

【问难】

在针刺治疗中，如何体现补泻的操作？

这段文字实际上给我们提示，在具体操作时，有两种补泻形式，一种是呼吸补泻，另一种是双手的手法补泻。

关于呼吸的补泻问题见于《素问·离合真邪论》，关于泻法表述是："吸则内针，无令气忤，静以久留，无令邪布，吸则转针，以得气为故，候呼引针，呼尽乃去，大气皆出，故命曰泻"，即吸则内针，静以候气，吸则转针，呼则出针。关于补法的表述是"呼尽内针，静以久留，以气至为故，如待所贵，不知日暮，其气以至，适而自护，候吸引针，气不得出，各在其处，推阖其门，令神气存，大气留止，故命曰补"；即呼尽内针，静以候气，适而自护，候吸出针。这种针刺手法的产生，说明了古人对呼吸的关注。同样道理，脉诊中有呼吸定息的方法，经脉的循行也以呼吸为计量单位。

本难所推崇的补泻方法是双手操作的，纯用手法的针刺方法。先用左手寻找穴位，找准穴位后，右手进针，以内为补，以伸为泻。值得重视的是，文中提到"其气之来，如动脉之状"，说明在作者心目中穴位都在血管的附近。

本文提出"知为针者，信其左，不知为针者，信其右"的问题，强调了双手行针。而类似的针刺方法，在《黄帝内经》的论述当中也有很多，如《灵枢·九针十二原》曰："右主推之，左持而御之，气至而去之。"《灵枢·官能》言："左引其枢，右推其肤，微旋而徐推之。"《素问·刺志论》言："入实者，左手开针空也；入虚者，左手闭针空也。"《灵枢·邪客》言："持针之道，欲端以正，安以静。先知虚实而行疾徐。左手执骨，右手循之，无与肉果。泻欲端以正，补必闭肤。辅针导气，邪得淫泆，真气得居。"《难经·七十一难》则曰："先以左手摄按所针荣俞之处，气散乃内针。"

【前人著述】

滑寿《难经本义》 篇中前后二"气"字不同，不可不辨。前言"气之来，如动脉状"，未刺之前，左手所候之气也。后言"得气""不得气"，针下所候之气也。

七十九难

【原文】

曰：经言迎而夺之，安得无虚，随而济之，安得无实。虚之与实，若得若失；实之与虚，若有若无，何谓也？

然：迎而夺之者，泻其子也，随而济之者，补其母也。假令心病，泻手心主俞，是谓迎而夺之者也；补手心主井，是谓随而济之者也。所谓实之与虚者，牢濡之意也，气来实牢者为得，濡虚者为失，故曰若得若失也。

【释义】

《灵枢·九针十二原》曰："迎而夺之，恶得无虚；追而济之，恶得无实。迎之随之，以意和之，针道毕矣。"本难试图对这句话进行解释，提出：迎随补泻的含义是通过五输穴的五行相生理念，利用"实则泻其子，虚则补其母"的方法，选择相应的穴位来实现的。并从脉诊的角度解释了虚实的概念，认为牢脉为实，濡脉为虚。操作时可以根据患者治疗前后脉象的变化，以判断治疗有效无效。

【问难】

如何认识迎随补泻？

本难的内容是本书中对迎随补泻的再一次解释与说明。原提法来源于《灵枢·九针十二原》，《灵枢·小针解》已经对其作了初步解释。在《难经·七十二难》所述的迎随补泻，是以手法的形式，通过经络气血运行的方向区别来实现的。

本难所说的迎随补泻不再是一种针刺操作方法，而是取穴方法。为了具体说明，本难使用了举例子的方法。心有病，其属火，其应荥穴。若心实当泻，则取火之子，泻俞穴以治之；若心虚当补，则取火之母，补井穴以治之。这种利用五输穴的五行属性，用"虚则补其母，实则泻其子"的方法，来对相关脏腑进行补泻的方法是符合《难经·六十九难》及《难经·七十五难》的认识的。

文中所谓"若得若失，若有若无"，既有可能是患者的自身感觉，又有可能是行针时医者手下的感觉。不过本难作者却是从脉诊的角度对此进行解释，认为实为牢脉，虚为濡脉。脉诊的感觉由虚转实为"得"，由实转虚为"失"。提示针刺治疗前后，会出现脉象的改变。从而为针刺有效与无效提供了更多的判断依据。这也暗合了《灵枢·经脉》中"经脉者，所以能决死生、处百病、调虚实，不可不通"的论述。

【前人著述】

王九思等《难经集注》 杨曰：此是当脏自病，而行斯法，非五脏相乘也。

八十难

【原文】

曰：经言有见如入，有见如出者，何谓也？

然：所谓有见如入者，谓左手见气来至，乃内针；针入见气尽，乃出针。是谓有见如入，有见如出也。

【释义】

本难仍然是在讲针刺的操作要点。操作时应该是双手相互配合，左手寻找针刺治疗的指征，右手施术。这正是内经针法的特点。尤其强调了，在进针之时，应该有明确的进针指征；在出针之时也应该有明确的出针指征。这就是"是谓有见如入，有见如出也"的意思。

【问难】

行针之时"见"什么？

本难内容简单，主要是强调针刺施针之法，每一步都应有明确的指征。那么，这个指征是什么？原文称此为"见"。

在本难中，"见"既可以解释成显现，即一种特征显现出来。当然，也可以直接解释成指征。若解为"显现"，则文中的意思当是用左手来揣穴，右手来施针。其意与《难经·七十八难》中"知为针者，信其左，不知为针者，信其右"相合。如解释为"指征"，就得解释何为指征。在《难经·七十八难》已经有"其气之来，如动脉之状"，提示可以通过穴位附近动脉搏动的变化，来判断和掌握入针的时机。此时"有见"则当指脉象的变化是可以见到的，解为：若发现异常的脉气，即可进行针刺治疗。同样道理，若此种感觉消失，则出针。还有一种情况，就是我们不管局部穴位的情况，只关注脉象本身的变化，则其意即与《难经·七十九难》中"虚之与实，若得若失；实之与虚，若有若无"相合。《灵枢·终始》则曰："已补而实，已泻而虚，故以知谷气至也。"即脉象偏虚的病况，经过补虚之后，脉象转实，趋向于正常；脉象偏实的病况，经过泻实之后，脉象转弱，趋向于正常。

所以，此处对于"见"的指向，既可解释为治疗前后脉象的变化，也可解释为局部之脉气的变化。总之，仅从文义上看，这几种解释方法皆可通，并有相应的临床实践作为支持。

【前人著述】

王九思等《难经集注》 丁曰：欲刺人脉，先以左手候其穴中之气，其气来而内针，候气尽乃出其针者，非迎随泻补之穴也。

八十一难

【原文】

曰：经言无实实虚虚，损不足而益有余，是寸口脉耶？将病自有虚实耶？其损益奈何？

然：是病，非谓寸口脉也，谓病自有虚实也。假令肝实而肺虚，肝者木也，肺者金也，金木当更相平，当知金平木，假令肺实而肝虚，微少气，用针不补其肝，而反重实其肺，故曰实实虚虚。损不足而益有余，此者中工之所害也。

【释义】

本难承上文，依然在讨论针刺治疗的要点。所述分为两层意思，三个内容。

第一层意思，是对"实实虚虚"进行解释，即"实实"是指让属实的状态，愈加充盛；"虚虚"是指让属虚的状态更加不足。同时指出，这几个字有两个不同的指向。并给了两种可能性，一是脉诊之虚实变化，一是病态的虚实变化。

本难的回答则认为是"病之虚实"，这也是第二层意思，是问题的具体解释。举例说明，肝实肺虚，当佐（或为错简）金平木，这就是正确的治疗。如果反过来，肺实而肝气虚，依然使用补肺的方法，就会给患者造成损害，这种情况就叫作"虚虚实实"，或者"损不足而益有余"。

本难提出可以利用针刺来实现五脏补泻的目的。使用针刺的方法，既可以补肺，也可以补肝。当然，清代廖润鸿撰《勉学堂针灸集成》提出"针法有泻无补"，则是不同的认识。

【问难】

如何理解虚实与病症的关系？

文曰"经言"，本难的问题也来源于《灵枢·九针十二原》："无实实，无虚虚，损不足而益有余，是谓甚病，病益甚。""虚实"这个词来源于《孙子兵法·虚实》，此处借用"虚虚实实"来代表使虚者更虚、使实者更实。若医者如此行事，则患者陷于危亡也。《难经》作者以此设"难"提出虚实的这个问题，是脉诊中出现的问题，还是病证与治疗中出现的问题？最后自问自答，指出这是病证与治疗上出现的问题。

事实上，本难的问题在《难经·十二难》中已经问了一次。《难经·十二难》中的回答恰恰是认为"虚虚实实"是源于诊断上的问题。所谓诊断上的问题，无非是将实证误诊为虚证，将虚证误诊为实证。《难经》诊断推崇寸口脉法，故以寸口脉泛指对疾病的诊断。在《难经·十二难》中强调了从五脏脉变的角度，来分析疾病阴阳、内外、虚实。

本难认为所谓"虚虚实实"之戒，在于脉诊完成之后的诊断与治疗环节。这时的治疗要点：一是针刺手法的虚实补泻；二是临床治疗方法与原则的建立。本难的关注点则在治疗原则上进一步举例说明。若肺实肝虚，补肝而泻肺，则为正治；若肺实肝虚，用针法补肺泻肝，则犯虚虚实实之戒。不过本难强调的不是简单的虚实补泻，而是在五行学说指导之下的虚实补泻，所以文中反复出现金木关系。

有意思的是，文中对所谓的虚虚实实之害，并不直言"下工"，而仅言"中工"。这是因为文中设定了一个小小的陷阱。"肺实而肝虚，微少气"，此处的"微少气"正是补肺的依据。可见，作者也强调诊病之时，须跳出具体症状的干扰，而去寻找疾病背后的病机。而这恰恰是脉诊的优越性。在《难经·二十一难》提出脉与症状不相符时，当以脉象为主的问题。本难也指出，临床治疗之时，应以通过脉象得到的病机为主要的治疗依据；而非以具体的症状作为治疗依据。所以，本难实质上也在强调在临床诊疗过程中对主症与从症、病机与症状之间的分析与判断。显然，这样的认识与分析能力，对初学者是有难度的，也正是由于有了"微少气"这个干扰项，作者才会说"此者中工之所害也"。

值得注意的是，此文中"病"有两个指向，一是指辨证的结果"肺实而肝虚"，二是指症状"微少气"，提示这些名词在医学发明的早期，其含义并不确定。

【前人著述】

滑寿《难经本义》 　中工，中常。中工，犹去粗工也。

十字路口叹中医

　　我曾在一次学术讲座中提出这样一个观点：我们现代的中医师，就像是一群站立于十字路口的旅人，这是个充满大雾的路口，大家回头无路，前进无门。

　　在一百年前，中国的大地上有过一场"废止中医"闹剧。当时，从理论与认知上，中医明显居于劣势。但最后，前辈们硬是靠临床疗效，撬动政治的杠杆，终止了相关的提案。

　　而与之相对应的，则是这一百年来现代医学的高速发展。以1939年获得诺贝尔奖的磺胺药物的发现为契机，现代医学依托现代科学的发展，取得了长足进步。X射线的使用，抗生素的发现，导管术的发明，电脑的利用，DNA双螺旋结构的发现，人类基因组工程的成功……现代医学早已经驶入快车道。时至今日，心、肾、肺、肝皆是可换之物，干细胞技术提上日程，生物靶向技术被广泛使用。中医的草根树皮显得越来越落后了。那么，中医的前路，又在哪里呢？

　　在历史与现实的双重挤压下，现代中医人，似乎只剩下了一条路，那就是：立足传统，面向未来。路漫漫其修远兮，吾将上下而求索，回顾中医走过的路，才能更好地想明白，中医将要走向何方。

一、中医的知识是怎么来的

　　中医学发源于中国古代，源远流长，历数千年而不老。与世界上各式各样的传统医学相比，中医学成为另类。在中医学的发展过程中，名家高手层出不穷，理论著述汗牛充栋。有意思的是，中医学的理论及认知与现代医学的理论似乎泾渭分明。人们总会觉得，中医学的知识似乎带着那么一些神秘的色彩。那么，中医学的知识又是怎样一点点地积累起来的呢？

1. 中医的起源

中医学的基础理论离不开古人对人体解剖的认识。当然，会有人对此持怀疑态度。可以举出的例子有，王莽新朝天凤三年所作的解剖。现代有人提出这是医学史上的第一次人体解剖，因为参与其中的有太医、屠夫及画工。可以想象的是，独立地针对单人的人体解剖，存在一定的局限。

《黄帝内经》中就已经有了大量解剖学内容，《灵枢·经水》曰："若夫八尺之士，皮肉在此，外可度量切循而得之，其死可解剖而视之，其脏之坚脆，腑之大小，谷之多少，脉之长短，血之清浊，气之多少，……皆有大数。其治以针艾，各调其经气，固其常有合乎。"在这一段文字中，不仅仅提出了"解剖"这个名词，而且对解剖对象、解剖内容、解剖手段及解剖的意义都有了明确的叙述。

在人类早期想要得到一般性的解剖学的内容并不难，难的是将其整理记录传于后人。这需要专门的人才，也需要文字。在中国古代，巫师就是这样的专门人才。现代考古发现商朝重祀，大量地使用人牲祭祀，而且人牲经常是被肢解的，在此期间自然会积累大量的解剖学知识。所以，一般性的解剖学知识在医巫分家之前，就已经开始积累了，此后又经过医学的进一步细化。

在远古时期，解剖本身并不是那么不可思议的事情。最后限制古代解剖学发展的，除了后世所发展起来的儒家学说，还有就是古人没法打造出一把精致的解剖刀。所以，中国古人的解剖学也就止于所止之处。然后，古人开始从临床现象来反推形态学的知识。

学习《黄帝内经》就会知道，当时古人所使用的认知模式，就是"司外以揣内""有诸内必形诸外"。以疼痛的临床观察为例，古人可以轻易发现疼痛与外界环境的关系：有的疼痛加重与环境变冷有关，有的疼痛与环境潮湿有关，也有的疼痛与环境变热有关。于是，传统中医中有了"痛痹、热痹、寒痹、着痹"的概念。当然，对不同性质的疼痛疾病的分类，只能依靠对临床现象的观察。

从这个角度看，固然古代中医因条件所限没有发展出精细的解剖学，却发展出以临床现象为主的精致的临床医学。

2. 理论的汇总与升华

这里，我有意识地使用了"汇总"而非"总结"这个词。因为它就是汇集与整理，而非总结与提高。那么，古人的知识不经总结与提高，又怎么能流传后世呢？古人先是利用现有的有限知识，建立起各种各样的理论模型，然后将它们汇总在一起，进行比较分析，最后，排除那些最不靠谱的理论，将那些最接近事实的理论与知识优选出来。然后才有对这些知识的总结与提高，迭代与升华。

例如：古代医家在建立脏腑概念时，曾有不同的设想。此后，依据"五脏满而不能实，六腑实而不能满"的概念，将相关的理论集中起来，才形成了后世的五行脏腑理论。在《史记》的"仓公诊籍"中，对"胃为脏，还是脾为脏"的问题，仍然纠缠不清。但在《黄帝内经·五脏别论》中就已经明确了"脾为脏，胃为腑"。同理，在《黄帝内经》中"十一经脉""十二经脉""二十八脉"的内容都存在，而《灵枢·经脉》则根据气血周流的理论，确立了十二经脉理论。值得注意的是，皇甫谧《针灸甲乙经》中所论述的"十二经脉"体系，还是"言手足，不言躯干"，至唐以后，才有我们现在的经脉理论。

3. 从医学实践中寻找出路

对于医学知识的积累与选择，我提出了"出书难"的设想。

在古代出书太费钱了。虽然，我国宋朝就已经出现了活字印刷，但主要的印刷方式仍是雕版印刷。出一本书，雕一套板，印个百十来本。刻板印花了，又得重新雕。能不能将书卖出挣钱，则完全未知。古代医家大多数是由有钱的患者捐资，帮助出书的。等到广大医者同行认同这一套理论了，这个医家的理论就有可能进入官方编修的医籍中。这样一来，除非有了很稳定的临床疗效，否则，相关的理论知识与见解不会为众人所知。这种知识积累的途径，恰好符合试错法的逻辑。

二、现代医学知识对中医的冲击

众所周知，150年前西学东渐，现代医学的知识体系开始进入中国。从此就有了中医与西医之争。从理论上来看，现代医学始终是压传统中医一头。

1. 现代医学在临床医学上的冲击

一般来说，我们所定义的现代医学，是指哈维的血液循环学说之后，在还原论指导之下的理性科学的医学传统。在它的背后则是西方世界认识论经过长期积累所带来的在实践方法上的巨大进步。所以，现代医学知识的认识过程，清楚明了、说服力强。而中医所说的话则是："道可道，非常道"，说不准，再加上"阴阳五行"云山雾罩，让人看不透。进入临床实战阶段，就更说不清了。事实上，生命本身就是一团迷雾。现代医学在有限的能说清楚的范围内，疗效倒也不错。但是在更大范围的，说不清、道不明的生命知识的灰色地带中，则中医明显占优。约90年前民国政府提出的"废止旧医案"，力图废除中医，最后未能成功，所依靠的还是中医强大的临床疗效。

可是，一百年后，今非昔比了。现代医学又有了爆发式的增长。以器官移植而论：肝脏损害可以借用别人的肝脏生存，人造心早就已经开始了各种各样的临床试用，人造肺开始进入重症监护室，而人工肾（透析技术）则早已经在门诊普及。最可怜的是后天之本——脾，在有病的情况之下，可以直接割掉不要了。在现代医学快速发展之下，传统中医早就应该被打倒了。可是似乎，传统的中医晃晃悠悠总是不倒。其原因还是在于临床实践，让中医始终有着强大的生命力。

2. 现代医学的进步有助于解释传统中医学的有效性

我还记得，小时候只要是个中医医生，都会挂消化病专家的牌子。按说，20世纪80年代，现代医学在消化系统疾病的治疗方法已经非常高明与完备了，拥有制酸剂、消化酶、胃肠蠕动促进剂等。但是临床疗效偏偏干不过一个普通的中医医师。

直到20世纪90年代，西医的疗效显著提升了。于是，中医的优势就不那么明显了，甚至开始处于下风。原来在那段时间，现代医学发现了幽门螺杆菌。这个细菌生存于强酸环境下的胃液之中，可以引起慢性胃炎、胃溃疡、胃癌等多种胃病。对这种细菌的治疗则很简单，用抗生素杀灭之。于是现代医学对慢性胃炎的疗效明显提高了。那么回头看一看中医的情况。临床上，最常用的治疗慢性胃炎的中药方是半夏泻心汤。在这个方中，半夏、干姜、黄芩、黄连都有明确的抗菌消炎作用。所以，中医治疗胃病不求消炎，而消炎自在其中。因之，20世纪80年代之前的中医师，都可以挂一个消化病专家的牌子。

随着现代医学的进一步发展，幽门螺杆菌的耐药性越来越明显，于是中医与现代医学在临床上的疗效，又因为这个原因被拉近了。研究表明，有50%的幽门螺杆菌感染患者是没有症状的。所以，这里边一定还有一些问题，没有被医学家揭示出来。临床上，我们很容易发现，同样是胃痛，有的人声重口臭、急躁易怒；而有的人则是口淡怕冷、声轻无力。从中医角度看，前一种是实热证，后一种是虚寒证。对于实热证的胃痛，中医可以用黄连解毒汤来治疗。黄连解毒汤中黄连、黄芩、黄柏、栀子四味中药皆有杀菌作用，且其性寒冷，适于实热证。对于虚寒证的胃痛，中医则可以用小建中汤与理中汤来治疗。此二方之中，桂枝、生姜、干姜也具有广泛的杀菌作用，且其性温热，正适用于虚寒体质。所以，经典的中医治疗，既能照顾到抗菌消炎的目的，又能顾及患者体质差异，从而可以用原始的草药，来比肩现代化学药的疗效。

曾经有这样一种观点："西医让人明明白白地死，中医让人糊里糊涂地活。"其实，这句话从本质上讲还是不对的。《黄帝内经》有一个说法，叫"合其寿数，以尽天年"，认为每个人出生时，寿命就是确定的。只要是没有活到这个岁数，就是一件有问题的事。所以说，针对"西医让人明明白白地死"这句话来说，只要是这个人没有活到自己的寿尽之时，就不能叫作"明明白白"。此时就死，必然有没搞明白的地方。同样道理，中医也不是"让人糊里糊涂地活"。因为能够活下来，临床治疗有效，就一定有明明白白的理由。只不过，有些东西是现代的认识所达不到的临床感悟，有待于通过科学的进一步发展，来理解与解释这些知识。而且事实上，医生如果能够解决问题，必然对问题有一个明确的认识。所谓，"糊里糊涂"只不过是：别人说话你不懂，只是人们少了一个好的翻译而已。

三、立足传统　面向未来

对于东方与西方的认识论问题，有这样一种说法"不是东风压倒西风，就是西风压倒东风"。那么，中医中药与现代医学有没有和平共处的空间？毕竟，它们所面对的对象都是人体，作用的目的都是恢复人体自我的稳定性，当然评判标准也是相同的，即消除各种疾病现象。所不同的是认识逻辑不同，采用手段不同。这样看来，从中西医结合乃至走向中西医融合也是很正常的事。

中医是立足于临床的医学研究，这也使得中医学具有极大的包容性。对患者来说有效就好，但对医生来说，则是越明白越好。如果，我们认为中医是科学的，那么就不得不面对这个医学中的非理性的部分。

1. 理性面对中医理论上的困惑

对现代中医来说，比较困难的是，如何面对及理解类似于"阴阳五行"这样的理论在中医理论体系中的位置。

从现代科学的角度来看待阴阳五行理论显然是不科学的。但问题在于，传统中医正是利用阴阳五行的认知，摆脱了巫术对医学的控制。没有了阴阳五行学说的确立，传统中医要想摆脱巫术、要想摆脱鬼神认知对医学的控制，可谓是难上加难。

在古人看来，阴阳五行就是世界观，就是我们这个世界本身。这也是那些现代巫术，得以借助阴阳五行学说存身的理由。但恰恰相反的是，在医学体系中，阴阳五行并非世界本身，而是医界前人对非人格化的自然本身的投影。在传统医学体系中，阴阳五行并不是世界本身，而只是医学前辈认识世界、理解疾病的工具。

作为世界观的阴阳五行，必然是规范的，具有严格的规定性。但作为认识工具的阴阳五行必然充斥着各种特例，充满着各种变通，在使用层面有随处可见的矛盾。基于这个认识，反观中医学术，就会发现中医学理论体系中的五行八卦理论，正是充满着各种变通与矛盾。如金能克木，临床上最常见的则是木火刑金；水来土掩，临床上最常见到的则是脾虚湿困，这是水反侮土。

所以，对于阴阳五行八卦这些借助古人世界观所建立起来的理论，我们只需要提出一个问题：这个理论的使用是限定为一种解释工具；还是对世界的指代与利用。如果作为一个解释工具而存在，那么就使用它、理解它、明晰其中的合理内核。如果是对世界的直接指代与利用，那就是巫术，应直接抛弃。

2. 从科学角度研究传统知识

中国的传统医学，是立足于临床实践的医学，反过来造就了中医学的极大包容性。在传统中医体系中除了具有明显理论体系的医学知识之外，还有大量几乎没有理论支持的偏方。事实上，偏方中的知识，一方面独立存在，一方面不停地融入不同的中医学体系之中。当我们用现代医学的知识去重新认识中医时，就会发现有效才是中医存在的基础。如鱼腥草退热消炎、黄连止泻止痛、黑豆能治脚气病，这些治疗内容都可以从现代医学的角度重新认识，给出科学的解释。如现代临床上常用的黄连素、联苯双酯、四氢帕马丁，就是例证。

值得重点提出的是青蒿素。屠呦呦接受抗疟药研究相关课题时，正是以偏方思路为切入点进行的。首先是系统收集整理历代医籍、本草、民间方药，在收集2000余方药的基础上，编写了以640种药物为主的《抗疟单验方集》。当研究工作遇到困境时，又是从《肘后备急方》中所指出的"青蒿一握，以水二升渍，绞取汁，尽服之"得到启发，建立起低温萃取的工艺。最终完成了这项得到诺贝尔奖肯定的成果。可见利用现代医学的方法，重新研究传统中医中药的有效性，是一个大有潜力的方向。

经过将近三十年的临床实践，我则提出了自己的观点。作为一名临床中医师，应该要有这样的认识："用药学古籍，明毒理药理。"对于中药的临床使用模式，应该按照传统中医典籍提供的思路与方法来使用。对于中药的毒理，而应该按照现代药理的知识来理解。这样的思路，并不会使临床疗效的下降，反倒使中医药的治疗思路清晰，疗效稳定，安全性又大大提高。

四、从认识论上接受现代医学

作为临床医生，如果我们大量地运用现代医学知识来认识问题、解决临床问题。那么，我们还能说自己是传统中医的传人吗？

在西方哲学的命题中有一个关于"忒修斯之船"的思想试验，是公元1世纪的时候普鲁塔克提出的一种关于同一性的悖论：某物体的构成要素被置换后，它依旧是原来的物体吗？在普鲁塔克之前，赫拉克利特、苏格拉底、柏拉图都曾经讨论过相似的问题。原始表述是这样的"忒修斯与雅典的年轻人们自克里特岛归还时所搭的桨船被雅典的人留下来作为纪念，随着时间流逝，木材也逐渐腐朽，而雅典的人便会更换新的木头来替代。最后，该船的每根木头都被换过了；因此，古希腊的哲学家们就开始问出：'这艘船还是原本的那艘忒修斯之船吗？如果是，但它已经没有最初的任何一根木头了；如果不是，那它是从什么时候起就不是的？'"对于这一问题亚里士多德认为可以用描述物体的四因论来解释：构成材料是质料因，物质的设计和形式是形式因，形式因决定了物体是什么。基于形式因，忒修斯之船还是原来的船，因为虽然材料变了，但船的设计——形式因，没有变。

这也是中医学学术传承中所存在的问题。我们说，中医学是源于《黄帝内经》的医学体系。如果从认知理念上看，中医学理论体系与《黄帝内经》一脉相承，但是具体的内容则多有变化。《黄帝内经·热论》中所述的六经辨证，与张仲景《伤寒论》中的六经辨证完全不同。《黄帝内经》中所说的"脏腑辨证"与宋元的"脏腑辨证"、明清的"脏腑辨证"虽然有传承关系，但其具体内容已经有了巨大的变化。临床诊断时用的脉法，在《黄帝内经》之中的用法与明清之后的用法，也已经有了很大的变化。至于中药则变化更大了。像乳香、没药等，都是后世从海外传来，不是中国古已有之。但是，我们现代中医依然会说，中医就是从《黄帝内经》时代传承至今的中国的传统医学。

作为一种医疗技术，从古至今我们的关注点并未改变，那就是对人体现象的关注与理解。作为一门真正的医学，传统中医始终关注的是人的整体状态，关注的是人体各部分之间的动态平衡；作为一门真正的医学，传统中医始终关注的是人体变化的细节，以及由此演化出的跟踪意识，最后形成的个体化治疗模式。理解了中医学真正的本源，就可知道现代医学的一切知识都可为传统中医学所用。同时，也可以在传统中医与现代医学之间划出界线，各守其位为人类的健康作出贡献。

当我们开始学习《难经》，就会看到《难经》作者是如何从前人知识的基础之上推陈出新。在坚持前人经验与理念的基础之上，提出自己的观点与认识。让我们这些后来之人，可以更有信心面对未来的医学。

所谓"实践是检验真理的唯一标准"。作为一种医学技术，能够在实践中得到稳定临床疗效，那么它必然是科学的。至于其理论的表达方式，则是后人见仁见智的问题了。不过，由于古人与今人的世界观不同，信息总量不同，所以，对古人在医学理念上的认识，须抱有"理解之同情"的态度。

周达君

2024年9月10日